L'ART

DE

FORMULER

L'ART

DE

FORMULER

PAR

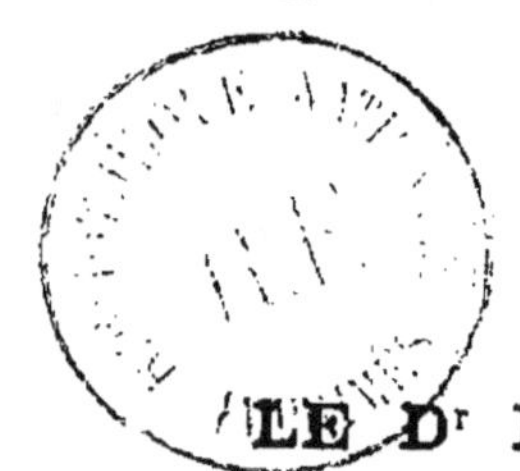

LE Dr DUJARDIN-BEAUMETZ

Membre de l'Académie de Médecine
et du Conseil d'Hygiène et de Salubrité de la Seine
Médecin de l'Hôpital Cochin

———

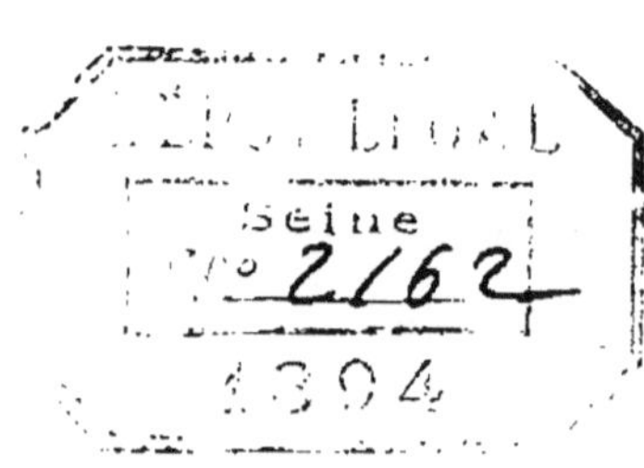

PARIS

OCTAVE DOIN, ÉDITEUR

8, PLACE DE L'ODÉON, 8

—

1894

BIBLIOTHÈQUE

DE

THÉRAPEUTIQUE MÉDICALE

ET CHIRURGICALE

PUBLIÉE SOUS LA DIRECTION DE MM.

DUJARDIN-BEAUMETZ
Membre de l'Académie de Médecine
Médecin de l'Hôpital Cochin
etc.

O. TERRILLON
Professeur agrégé à la Faculté de
Médecine de Paris
Chirurgien de la Salpêtrière

PARTIE MÉDICALE

Art de formuler. 1 volume, par DUJARDIN-BEAUMETZ.

Thérapeutique des maladies du cœur et de l'aorte. 1 volume, par E. BARIÉ, médecin de l'hôpital Tenon.

Thérapeutique des maladies des organes respiratoires. 1 volume, par H. BARTH, médecin de l'hôpital Broussais.

Thérapeutique de la tuberculose. 1 volume, par H. BARTH, médecin de l'hôpital Broussais.

Thérapeutique des maladies de l'estomac et de l'intestin. 1 volume, par A. MATHIEU, médecin des hôpitaux.

Thérapeutique des maladies du foie. 1 volume, par L. GALLIARD, médecin des hôpitaux.

Thérapeutique des maladies de la peau. 2 volumes, par G. THIBIERGE, médecin des hôpitaux.

Thérapeutique des maladies du rein. 1 volume, par E. GAUCHER, médecin de l'hôpital Saint-Antoine, agrégé à la Faculté.

Thérapeutique de la diphtérie. 1 volume, par E. GAU-
CHER, médecin de l'hôpital Saint-Antoine, agrégé à la
Faculté.

Thérapeutique du Rhumatisme et de la goutte. 1 volume, par W. OETTINGER, médecin des hôpitaux.

Thérapeutique de la fièvre typhoïde. 1 vol., par P. LE
GENDRE, médecin des hôpitaux.

Thérapeutique des maladies vénériennes. 1 volume,
par F. BALZER, médecin de l'hôpital du Midi.

Thérapeutique du diabète. 1 volume, par L. DREYFUS-
BRISAC, médecin de l'hôpital Tenon.

Thérapeutique des névroses. 1 volume, par P. OULMONT,
médecin de l'hôpital Laënnec.

Thérapeutique infantile. 1 volume, par A. JOSIAS, médecin des hôpitaux.

Prophylaxie des maladies infectieuses. 2 volumes, par
A. CHANTEMESSE, médecin des hôpitaux, agrégé à la Faculté, et M. BESANÇON.

Thérapeutique des maladies infectieuses. 1 volume,
par A. CHANTEMESSE, médecin des hôpitaux, agrégé à
la Faculté, et M. BESANÇON.

Thérapeutique des maladies de l'oreille, du larynx et
du nez. 2 volumes, par LERMOYEZ, médecin des hôpitaux.

PARTIE CHIRURGICALE

Asepsie et Antisepsie chirurgicales. 1 volume, par
O. TERRILLON ET H. CHAPUT, chirurgien des hôpitaux.

Thérapeutique chirurgicale des maladies de la tête.
1 volume, par P. SEBILEAU, agrégé à la Faculté de Paris.

Thérapeutique chirurgicale des maladies du rachis.
1 volume, par P. SEBILEAU, agrégé à la Faculté de Paris.

Thérapeutique oculaire. 1 vol., par F. BRUN, agrégé à
la Faculté, chirurgien de Bicêtre.

Thérapeutique chirurgicale des maladies de la poitrine. 1 volume, par Ch. WALTHER, chirurgien des hôpitaux.

Thérapeutique chirurgicale des maladies de l'estomac et du foie. 1 volume, par H. CHAPUT, chirurgien des hôpitaux.

Thérapeutique chirurgicale de l'intestin et du rectum. 1 volume, par H. CHAPUT, chirurgien des hôpitaux.

Thérapeutique chirurgicale de l'urètre et de la prostate. 1 volume, par J. ALBARRAN, agrégé à la Faculté de Paris.

Thérapeutique chirurgicale de la vessie et du rein. 1 volume, par J. ALBARRAN, agrégé à la Faculté de Paris.

Thérapeutique obstétricale. 1 volume, par A. AUVARD, accoucheur des hôpitaux.

Thérapeutique gynécologique. 1 volume, par Ch. PICQUÉ, chirurgien des hôpitaux.

Thérapeutique chirurgicale des maladies articulaires. 1 volume, par Ch. PICQUÉ, chirurgien des hôpitaux.

Thérapeutique des maladies osseuses. 1 volume, par O. TERRILLON et P. THIÉRY, chef de clinique chirurgicale.

LA COLLECTION SERA COMPLÈTE EN 34 VOLUMES

Tous les volumes sont publiés dans le format in-18 jésus ; ils sont reliés en peau pleine et comportent chacun de 200 à 400 pages avec figures.

Prix de chaque volume indistinctement : **4 fr.**
Ils se vendent tous séparément.

VOLUMES PARUS LE 1er MAI 1894 :

DUJARDIN-BEAUMETZ : Art de formuler.

H. BARTH : Organes respiratoires.

A. MATHIEU : Estomac et intestins.

L. DREYFUS-BRISAC : Diabète.

P OULMONT : Névroses.

F. BARIÉ : Cœur et Aorte.

TERRILLON ET CHAPUT : Asepsie et Antisepsie chirurgicales

A. AUVARD : Thérapeutique obstétricale.

PRÉFACE

Ce livre devait servir d'introduction à la bibliothèque médicale et chirurgicale dont j'ai pris
l'initiative, et paraître en tête des différents
volumes que mes collègues des hôpitaux doivent
publier sur la thérapeutique médicale.

La maladie a malheureusement modifié ces
dispositions ; mais, aujourd'hui que je suis rétabli,
je puis remplir l'engagement que j'avais pris.

Ce qui m'a toujours frappé lorsque j'interroge
les élèves de mon service, même ceux qui sont
très avancés en médecine et qui possèdent des
connaissances suffisamment étendues sur la clinique et la pathologie internes, c'est leur ignorance presque absolue non seulement de la manière de formuler les prescriptions, mais encore
les médicaments les plus usuels ; de telle sorte
que ces jeunes gens entreront dans la pratique
médicale et prescriront des substances dont ils
ne connaîtront ni les éléments ni la préparation.

Je crains bien qu'une fois aux prises avec la

clientèle, leurs connaissances ne s'augmentent pas sur ce point ; et j'en ai pour preuve, malheureusement, les progrès toujours croissants de la spécialité.

Quoi qu'on en ait dit, il n'y a pas de thérapeutique sans pharmaceutique, et les jeunes praticiens, craignant de faire des bévues qui seront reprises par le pharmacien chargé d'exécuter l'ordonnance, ou de commettre des erreurs qui seraient préjudiciables à leurs malades, aiment mieux s'en rapporter à des médicaments tout dosés et tout préparés qui les tirent momentanément d'embarras. Mais, à ce jeu, si le pharmacien peut se plaindre de ne plus exécuter d'ordonnances magistrales, le médecin perd sa clientèle. Celle-ci, au lieu de s'adresser aux médecins, a recours directement au médicament spécialisé dont il use et abuse à son insu.

J'ai donc pensé qu'il était utile de rappeler ici les principes fondamentaux de l'art de formuler ; j'ai fait œuvre de médecin et non de pharmacien. Je n'ai aucun titre d'ailleurs à ces honorables fonctions.

On ne trouvera pas dans ce livre un seul mot sur la posologie médicamenteuse ; c'est là un oubli absolument volontaire. Malgré tous les efforts que l'on a faits pour fixer les doses maxima et minima des médicaments selon l'âge et la résistance des sujets et malgré les tables posologiques de Gaubiers, de Cottereau, de Jung, de Hufeland, nous n'avons aucune règle générale, s'appliquant à la prescription des médicaments dans leur ensemble. Telle dose sera bien supportée par tel individu, qui produira des accidents toxiques chez un autre. On trouve d'ailleurs dans tous les formulaires les limites dans lesquelles doivent se prescrire les médicaments ; c'est au médecin à agir avec prudence et à avoir soin surtout de fractionner ses doses et d'en surveiller les effets.

Je ne sais si le public médical accueillera favorablement ce livre, le dernier que je publie ; mais je désirerais qu'il y prît le même intérêt et le même plaisir que j'ai eu à l'écrire. J'avoue sans fausse honte que, quoique arrivé presque au terme de ma vie médicale, j'ai appris en le faisant beaucoup de choses. Je souhaite que le lecteur en tire autant de profit.

DUJARDIN-BEAUMETZ.

Paris, avril 1894.

L'ART DE FORMULER

CHAPITRE PREMIER

Aperçu historique.

Avant d'entrer dans le cœur même de mon sujet et avant d'exposer quels sont les meilleurs modes d'administration des remèdes considérés à un point de vue exclusivement thérapeutique, je me propose de faire, dans ce premier chapitre, un résumé aussi bref que possible de l'histoire de l'application des remèdes à l'homme.

Dans son très intéressant et très curieux ouvrage sur l'*Histoire des apothicaires*, le docteur Philippe s'exprime ainsi : « L'origine de la pharmacie remonte à l'antique berceau du monde ; elle est contemporaine de la création. En effet, le premier homme qui fut malade ou blessé dut être à la fois son médecin, son chirurgien et son apothicaire (1). » Je ne puis partager entièrement l'avis de mon savant confrère rémois. Aux premières périodes de l'évolution du genre humain, l'homme préhistorique fut médecin et même chirurgien opérateur, si l'on s'en rapporte aux trépa-

(1) Philippe, *Histoire des apothicaires*, 1853, p. 16.

nations craniennes qu'il pratiquait sur le vivant. Mais fut-il apothicaire? J'en doute.

On verra, au contraire, que ce n'est qu'à une période très avancée de la civilisation que l'homme applique des remèdes pour la cure des maladies, et je montrerai, par la suite, que, même au siècle de Périclès, où la civilisation est à son apogée, combien était simple, primitive et limitée, l'application des médicaments. A cette époque, la médecine était alors beaucoup plus suggestive que médicamenteuse. La pharmaceutique suivit, d'ailleurs, dans sa marche, celle de la médecine, c'est-à-dire qu'elle fut, au début, sacerdotale et royale.

L'encens que l'on brûle dans les temples est une tradition transmise jusqu'à nous de cette origine sacerdotale; soit pour purifier l'air des temples, soit pour exciter l'imagination des fidèles dans l'Inde, dans la Perse, dans l'Égypte, on brûlait l'encens, l'oliban, la myrrhe. Puis on alla plus loin, et, dans les initiations qui précédaient les mystères, on exaltait et on pervertissait les sens des initiés par des breuvages contenant les principes des solanées vireuses, ou bien quelques plantes enivrantes, telles que le haschisch. Ne voyons-nous pas encore aujourd'hui, dans les peuplades indiennes de l'Amérique du Nord, l'usage de ces moyens mis en œuvre pour permettre au jeune Indien de subir les tortures qu'on lui impose, lorsque d'adolescent il veut devenir guerrier?

Les prêtres étaient les dispensateurs de ces breuvages soporifiques et, dans notre antique Gaule, nous les voyons suivre la même coutume et chercher, dans les bois épais de l'Armorique, le gui et la verveine.

Mais c'est l'Égypte qui, recueillant la tradition de

la Chine et de l'Inde, poussa le plus loin cette pharmacie sacerdotale. Au lotus, cette plante qui, pour eux comme pour les Hindous, était le symbole de la fécondité universelle, ils ajoutèrent l'emploi des baumes et des résines, et appliquèrent à l'art des embaumements une connaissance extrêmement approfondie de toutes les plantes qui pouvaient protéger le cadavre de la putréfaction. Ils jetaient ainsi les premières bases des méthodes antiseptiques.

J'ai dit que l'origine de la pharmacie était sacerdotale et royale. Nous trouvons ce double caractère chez un grand nombre de peuples et, en particulier, en Judée. Sous Abraham et Jacob, les marchands israélites parcouraient l'Égypte, vendant des médicaments. Salomon a formulé un grand nombre de préparations ; de même Jérémie, et l'histoire de l'ange qui guérit Tobie de sa cécité avec le fiel d'un poisson, nous indique nettement que le peuple juif avait des connaissances spéciales sur l'application des remèdes.

Ce même caractère royal, nous le retrouvons en Perse avec Cambyse, qui fabriquait des onguents. Nous le retrouvons surtout avec Mithridate et, pendant des siècles, l'électuaire du roi de Pont fut considéré comme une des substances les plus actives pour préserver l'homme des empoisonnements.

Cette question du poison joue, en effet, le rôle principal dans cette période historique des remèdes, et c'est elle qui est toujours mise en jeu par les castes royales qui, grâce à des préparations où les plantes vénéneuses jouaient le principal rôle, se débarrassaient de leurs rivaux et cherchaient à leur tour, dans d'autres plantes, une préservation contre les tentatives du même genre faites sur eux ou sur leur famille.

Mais j'ai hâte d'abandonner la période fabulique de mon sujet, et d'arriver aux périodes véritablement scientifiques. La nation qui occupe le premier rang, comme d'ailleurs dans toutes les applications des sciences et des arts, c'est la Chine, et, 2700 ans avant notre ère, nous voyons un empereur de Chine, Chin-Nong, publier une nomenclature des plantes, et parler de leurs effets thérapeutiques. Puis viennent ensuite la période grecque, la période romaine, et, enfin, la période arabe.

Sans remonter au siège de Troie où nous voyons Machaon et Podalyre, deux fils d'Esculape, panser les guerriers et leur appliquer des onguents propres à guérir leurs plaies, nous arriverons aux pratiques des temples d'Esculape.

Dans le très intéressant travail que mon ancien élève, le docteur Courtois-Suffit, a consacré à la médecine religieuse dans la Grèce ancienne (1), nous voyons que, dans les temples d'Esculape, on faisait presque exclusivement de la médecine suggestive. L'application des remèdes n'occupait qu'un rang absolument secondaire, et je n'en connais pas de meilleur exemple à citer que la traduction qu'à donnée Salomon Reinach d'une plaque votive qu'un malade guéri, Marcus-Julius Apellas, plaça au temple d'Esculape, à Épidaure, pour signaler la guérison de sa dyspepsie :

« Moi, Marcus-Julius Apellas, citoyen d'Idrias dans le territoire de Mylasa (en Carie), je fus envoyé à

____

(1) COURTOIS-SUFFIT, *les Temples d'Esculape* (*Archives générales de médecine,* novembre 1891).

Épidaure par le dieu Esculape pour y subir un traitement. J'étais sujet à de fréquents malaises et je souffrais d'indigestions. Pendant le voyage, comme je m'étais arrêté à Égine (île de la côte vis-à-vis d'Épidaure), Esculape m'ordonna de ne point me mettre tant en colère. Arrivé à l'enceinte sacrée, il me prescrivit de me couvrir la tête pendant deux jours parce qu'il tombait de la pluie. Je reçus ensuite de lui les conseils suivants : Manger du pain et du fromage, du persil avec de la laitue ; me frotter moi-même au bain, sans l'aide d'un baigneur ; prendre un vigoureux exercice ; boire de la limonade ; me promener sur la galerie supérieure du portique ; me balancer sur l'escarpolette ; me frotter avec de la poussière ; marcher pieds nus ; verser du vin dans l'eau chaude avant d'entrer au bain ; me baigner tout seul, mais donner une drachme attique au baigneur ; sacrifier en commun à Esculape, à Épione, et aux divinités d'Éleusis ; prendre du lait avec du miel. Un jour, comme je n'avais pris que du miel, le dieu me dit : « Mets du miel dans ton lait pour que la boisson soit purgative. » Je priai le dieu d'accélérer ma guérison ; alors il me sembla (dans un songe) que je sortais du dortoir des malades dans la direction de l'aqueduc, tout le corps frotté de moutarde et de sel ; devant moi marchait un enfant avec un encensoir fumant, et le prêtre me disait : « Apellas, tu es guéri ; maintenant, il faut payer le prix de ta guérison. »

« J'agis conformément à ma vision, et comme je me frottais avec le sel et l'infusion de moutarde, je sentis que cela me faisait mal ; mais la douleur disparut quand je me fus lavé. Tout cela se passa pendant les neuf premiers jours après mon arrivée. Alors (pendant mon sommeil), Esculape me toucha la main droite et la poitrine; le lendemain, comme je répandais de l'encens sur l'autel, la flamme jaillit et me brûla la main, à tel point qu'il s'y forma des ampoules; mais ma main ne tarda pas à guérir. Comme je prolongeais mon séjour à Épidaure, Esculape me prescrivit de l'anis avec de l'huile contre les maux de tête dont je souffrais encore. Je m'étais remis à l'étude et j'éprouvais tous les symptômes d'une congestion, mais l'emploi de l'huile m'en délivra. Je consultai aussi Esculape au sujet d'une inflammation de la luette, et il me prescrivit de me gargariser avec de l'eau froide; j'appliquai, sur son conseil, le même remède contre un gonflement de mes amygdales. Le dieu m'ordonna de faire graver le récit de ma guérison. Je quittai alors Épidaure, reconnaissant et guéri. »

La Grèce était alors à son apogée: elle avait ses poètes, ses littérateurs, et elle produisait ces chefs-d'œuvre artistiques qui n'ont point été dépassés depuis, l'on **voit** combien est enfantine l'administration des remèdes dans le **traitement** des affections de l'estomac, et c'est par une **diététique** bien ordonnée que l'on arrive à la guérison du mal.

D'ailleurs, parcourez les livres hippocratiques et vous verrez combien sont peu nombreuses les applications des médicaments internes: quelques tisanes rafraîchissantes d'orge et de miel, des oxymels, quelques boissons sudorifiques et de légers laxatifs, voilà à quoi se résume la pharmacopée du père de la médecine.

Aussi, on ne sera pas étonné que le médecin préparât lui-même ses médicaments, et, comme le dit Symphorien Champier (de Lyon) dans son curieux ouvrage intitulé: *le Myrouel des appothiquaires et phar-*

macopoles, Hippocrate « cueilloit luy-mesme les herbes
et aultres médicines, et appliquoyt aux malades no-
nobstant qu'il fust seigneur et prince ».

C'est à Rome que nous voyons apparaître les pharmaciens tenant boutique et vendant des médicamen's
qu'ils composaient eux-mêmes, et qui renfermaient
les élément les plus bizarres et, en particulier, des
produits animaux, tels que le sang des chauves-souris,
les intestins d'hippopotame et d'éléphant, la chair
de vipère.

C'est le règne de la polypharmacie et c'est sous
Néron qu'Andromaque, son premier médecin, com-
posa la *Thériaque*; mais c'est au deuxième siècle que
la pharmacie prend une direction véritablement scientifique, et cela sous l'influence de Galien, qui vivait,
comme on le sait, sous le règne d'Adrien et d'Antonin
et qui fut le médecin de Marc-Aurèle.

Galien tenait une boutique d'apothicaire sur la Voie
Sacrée, et plusieurs de ses ouvrages traitent spécialement de préparations pharmaceutiques. Je citerai
particulièrement le travail des *Ptisana*, celui intitulé
De simplicium medicamentorum facultatibus, et enfin le
chapitre sur la thériaque. Aussi, la pharmaceutique
reconnaissante a-t-elle attribué le nom de Galien à
un très grand nombre de ses préparations; ce sont
les préparations galéniques.

Le nombre des pharmaciens était considérable; il
comprenait non seulement les pharmaciens proprement dits, mais encore les herboristes ou *herbarii*,
qui tapissaient leurs boutiques de guirlandes des
plantes récoltées, comme nous voyons le faire de nos
jours les herboristes.

Quant aux pharmaciens, ils étaient très nombreux,
et leurs attributions très variables; aussi a-t on dis-

cuté très longuement sur la valeur des noms attribués à chacune de ces variétés, et je ne puis ici entrer dans le détail de cette discussion ; mais qu'il s'agisse des *seplasiarii*, des *pharmacopolæ*, des *pharmacotritæ*, des *pharmaceutæ*, des *medicamentarii* et des *pigmentarii*, on peut dire que dans leur ensemble le mot *pharmacus* est synonyme d'empoisonneur, et l'on comprend cette appellation lorsqu'on songe que tous ces vendeurs d'orviétan le faisaient sous leur propre responsabilité et exploitaient tous la crédulité publique.

Si j'ajoute qu'à la période de la décadence romaine les débauchés allaient chercher dans ces boutiques les médicaments propres à exciter leurs passions et leurs désirs, et que les femmes trouvaient, près des *sagæ*, des matrones prêtes à leur donner des médicaments abortifs, j'aurai fait comprendre dans quel discrédit était tombée la pratique de la pharmacie aux périodes ultimes de l'histoire romaine.

Mais une période de prospérité devait s'ouvrir de nouveau pour la pharmaceutique, et cela sous l'empire de la civilisation arabe. C'est à Bagdad, fondé par le calife Almanzor, que l'on voit se créer des écoles de pharmacie et poindre alors les premiers éléments de la chimie, qui devait imprimer un si grand progrès à cette partie de l'art de guérir.

Cette école arabe succédait à l'école d'Alexandrie qui avait déjà acquis une grande célébrité dans l'étude des drogues, et lorsque, par la destruction de la bibliothèque d'Alexandrie, en l'an 640 de notre ère, cette école disparut, ce fut l'école arabiste qui continua sa tradition, et cela jusqu'au quatorzième siècle.

Au huitième siècle, au moment de la prospérité de Bagdad, apparaît le premier savant qui s'occupe de la chimie ; c'est Gerber. Gerber était né en Mésopotamie, à Harran ; c'était un sabbéen du nom de *Moussah-Dschassar-Al-Soli* ; il fit un ouvrage où il signale les principaux corps chimiques qu'il connaissait et il insiste en particulier sur les préparations mercurielles.

Au neuvième siècle, un autre Arabe publie sous le nom de *Krabardin* la première pharmacopée. D'ailleurs, la pharmacie a puisé aux Arabes l'appellation de la plupart de ses préparations : alcool vient de *alkoal*, julep de *djoulab*, sirop de *schirab*.

Au douzième siècle paraît une seconde pharmacopée ; elle est due à un évêque, médecin du calife de Bagdad, du nom de Aboul-Hassem-Hébatollah-Ebno'talmid ; enfin, au même siècle paraît une troisième pharmacopée, due à un médecin d'Alexandrie appelé Nicolas Myrepsus, pharmacopée à laquelle on donne le nom d'*Antidotaire Nicolas* ; c'est cette antidotaire qui a servi de charte aux apothicaires de tous les pays jusqu'au dix-septième siècle. Cette question des antidotaires est assez compliquée. Il existe en effet deux Nicolas qui, tous deux, ont fait un formulaire.

C'est d'abord, au douzième siècle, un médecin de Salerne, Nicolas, dit *Præpositus*, doyen de l'école de médecine, qui compose un antidotaire en 1130 ; il ne parle que des Grecs, des Latins et des Salernitains ; il laisse dans l'ombre les Arabes. Ce premier antidotaire Nicolas a été commenté au douzième siècle par Matheus Plateanus ; puis vient au treizième siècle l'antidotaire de Nicolas Myrepsus ou Nicolas d'Alexandrie, qui remplissait à Nicée les fonctions de sous-questeur, d'*actuarius*. Il écrivit son antidotaire à Salerne de 1277 à 1280, sous le pontificat de Nicolas III, le copia sur celui de Nicolas *Præpositus*, et y ajouta des formules puisées à l'école arabe. Ce dernier antidotaire a été commenté par Jean de Saint-Amand, médecin du treizième siècle.

De l'Orient, l'école arabe envahit l'Europe, et nous la voyons établir en Italie et en Sicile les écoles célèbres de Naples et de Salerne. C'est à l'école de Salerne où l'on apporta le plus de rigueur à l'application des préparations pharmaceutiques. Les pharmaciens qui étaient soumis à la surveillance du Collège des médecins se divisaient en deux groupes : ceux qui vendaient les préparations non magistrales, c'étaient les *stationnarii*, et ceux au contraire, qui exécutaient scrupuleusement les ordonnances des médecins, c'étaient les *confectionnarii*.

Bientôt les croisades d'une part, l'envahissement de l'Europe par les Sarrasins de l'autre, firent pénétrer dans nos pays les connaissances pharmaceutiques si étendues pour l'époque, que possédait l'Orient, et nous allons étudier maintenant comment ce progrès se fit en France.

Nous venons de voir combien était florissante au xie siècle la pharmacie à Salerne et à Naples. Il est loin d'en être ainsi dans notre pays, et ce n'est qu'au xiiie siècle que nous trouvons trace des apothicaires, et cela dans le livre des *Métiers et Marchandises*, où ils sont confondus alors, sous le nom d'a*pothécaires*, avec les ciriers et les pivriers, c'est-à-dire les marchands de cire et de poivre. Ils étaient confondus comme on le voit, avec les épiciers.

On a gardé une très curieuse formule de serment que prêtaient à cette époque les *maistres apoticaires chrestiens et craignant Dieu*, et dans laquelle je trouve cet engagement : « De ne toucher aucunement aux parties honteuses et défendues des femmes, que ce ne soit par grande nécessité, c'est-à-dire lorsqu'il sera question d'appliquer dessus quelque remède. »

Pendant le XIVe siècle, les apothicaires ne se séparèrent pas de la corporation des *marchands grossiers* (marchands en gros), espiciers et apothicaires, qui comprenait même les chandeliers, et qui était sous le patronage de saint Nicolas. Ces épiciers se guidaient, pour leurs ordonnances, sur l'antidotaire Nicolas dont j'ai parlé.

Dans un très intéressant article sur la pharmacie et la matière médicale au XIVe siècle, notre collègue le docteur Nicaise (1) a fait ressortir sur quelles bases reposait l'étude de la propriété des médicaments. C'est la théorie des quatre éléments qui dirige cette étude. Le froid, le chaud, le sec et l'humidité, qui correspondent à l'air, au feu, à la terre et à l'eau ; c'est ce que l'on appelle *les qualités complexionnelles*. Il fallait aussi, dans cette application des remèdes, faire intervenir l'étude des astres. Guy de Chauliac dit au médecin qu'il doit être quelque peu astrologue, et la faculté de Montpellier enseignait l'astrologie ; outre les astres, il y avait les jours dits *jours égyptiacs*. Si vous joignez à tout cela un peu de sorcellerie, vous comprendrez dans quel gâchis et dans quelle confusion se trouvaient, au XIIIe siècle, la thérapeutique et la pharmaceutique.

Mais une découverte que venait de faire un médecin de Pavie devait bientôt modifier cet état des apothicaires ; c'est la découverte de la seringue, faite par Gatenaria, en 1496. Je ne ferai pas ici l'histoire de la seringue, qui a eu, on peut le dire, sa grande

(1) NICAISE, *la Pharmacie et la Matière médicale au XIVe siècle* (*Revue scientifique*, 1892).

période de célébrité, et cela à ce point qu'il y a une centaine d'années, lorsque l'Académie de Mâcon mit au concours cette question : Quelle est l'invention qui a été le plus utile à l'homme? Un inconnu répondit : « La seringue. »

Déjà, dans mes leçons de *Clinique thérapeutique*, j'ai parlé de l'histoire de la seringue; je n'y reviendrai pas et je ne vous entretiendrai pas des phases diverses qui ont perfectionné cet instrument depuis Gatenaria jusqu'à Eguisier. Parmi les gens qui s'en sont occupés, il est un homme qui, par l'adresse de sa boutique, était prédestiné à de pareilles études : c'était Chemin, balancier, rue de la Ferronnerie, qui tenait boutique à l'enseigne du Q couronné; c'est lui qui calibra exactement le corps de pompe de la seringue.

Pendant longtemps l'administration des clystères fut monopolisée entre les mains des pharmaciens, et je n'ai qu'à rappeler ici les innombrables plaisanteries faites à ce sujet et qui nous ont été transmises par Molière. Aussi, dans l'acte III du *Malade imaginaire*, lorsque Béralde s'oppose au lavement que Fleurant veut administrer à Argan, et dans la discussion qui s'établit avec Béralde et Argan, Béralde, s'écrie-t-il : « Allez, monsieur, on voit bien que vous n'êtes pas habitué à parler à des visages. »

A la première représentation, Molière avait mis dans la bouche du frère d'Argan une phrase beaucoup plus significative :

« On voit bien que vous n'êtes habitué qu'à parler à des c.... ».

D'ailleurs le prix de ces clystères, administrés par les apothicaires, étaient assez élevé; il n'était pas

inférieur à quinze sols, d'où l'épitaphe suivante, qui
avait été placée sur la tombe d'un apothicaire :

> Ci-git, qui pour un quart d'écu,
> S'agenouillait devant un c...

Je ne puis terminer ce sujet sans vous lire le curieux passage que voici, et que je trouve dans
l'*Histoire des apothicaires*, passage qui indique comment on doit s'y prendre pour administrer un clystère : « Au moment de l'opération, dit ce vétéran de
l'apothicaire, le malade doit quitter tout voile impor-
tun ; il s'inclinera sur le côté droit, fléchira la jambe
en avant, et présentera tout ce qu'on lui demandera,
sans honte ni fausse pudeur. De son côté l'opérateur,
habile tacticien, n'attaquera pas la place comme s'il
voulait la prendre d'assaut, mais comme un tirailleur
adroit qui s'avance sans bruit, écarte ou abaisse
des broussailles ou des herbes importunes, s'arrête,
cherche des yeux, et qui, lorsqu'il a aperçu l'ennemi,
ajuste et tire. Ainsi l'opérateur usera d'adresse, de
circonspection , et n'exécutera aucun mouvement
avant d'avoir trouvé le point de mire. C'est alors que,
posant révérencieusement un genou en terre, il amè-
nera l'instrument de la main gauche, sans précipitation ni brusquerie, et que, de la main droite, il abais-
sera *amoroso* la pompe foulante, et poussera avec
discrétion et sans saccades, *pianissimo*.» Mais abandon-
nons ce terrain scabreux pour arriver au xvi siècle.

Le xvi siècle vit la séparation des épiciers et
des apothicaires ; c'est en effet une ordonnance de
Louis XII du mois de juin 1514, qui établit cette séparation et par laquelle il décrète que les apothicaires
pourront exercer l'état d'épicier, mais que l'épicier
ne peut être apothicaire.

Mais les termes obscurs de cette ordonnance n'empêchèrent pas des luttes très vives de s'établir entre les deux corporations pour savoir où s'arrêtait le commerce des médicaments et où il commençait.

Louis XIII maintint au xvii° siècle les ordonnances de ses prédécesseurs, et l'on tâcha alors de séparer plus efficacement les épiciers des pharmaciens ; puis, en 1655, on défendit aux apothicaires d'être épiciers.

Ces luttes n'étaient pas encore terminées que d'autres apparurent, et ce fut cette fois avec les médecins, qui voulurent soumettre les pharmaciens à leurs règlements.

Nous arrivons ensuite au xviiie siècle et à la suppression des maîtrises et des jurandes. Les anciens édits sur les apothicaires disparaissent ; on crée alors le Collège de pharmacie, et une loi du 25 avril 1777 établit les bases de ce collège. Enfin le 17 avril 1791, dans une loi sur l'enseignement et l'exercice de la pharmacie, l'École de pharmacie fut établie et, parmi les · professeurs, nous trouvons le nom de Vauquelin. Cette école gratuite de pharmacie n'était en réalité que la suite de l'établissement d'instruction que le Collège de pharmacie avait établi à Paris, société qui réunissait alors cent vingt-trois membres et qui avait pour président Cadet de Gassicourt.

C'est ici que s'arrêtent mes considérations historiques et je vais, dans la dernière partie de ce chapitre, signaler les modifications qu'a subies le Codex qui sert de base à la pharmacie. J'emprunterai ici des documents fort intéressants à l'excellente thèse de G. Deschamps sur les Codex français (1).

(1) Georges DESCHAMPS, *Étude comparative des Codex*, Paris, 1891.

J'ai dit qu'en France les pharmaciens, depuis un arrêté de Jean II pris en 1383, devaient pour se guider dans leurs préparations posséder *l'Antidotaire Nicolas* dû à Nicolas Myrepsus (d'Alexandrie) qui est l'un des derniers auteurs de l'école arabe.

Cet ouvrage qui fut traduit un grand nombre de fois contenait plus de deux mille cinq cents formules.

Ce codex fut gardé jusqu'en 1758 où parut alors un codex propre à la population parisienne, la *Pharmacopea parisiensis.*

Le codex de 1758 comprend une étude spéciale des médicaments et leur mode de préparation. On voit, dans l'énumération des médicaments simples, les traces de l'ancienne pharmacopée d'autrefois : l'anguille, le serpent, les cheveux et la chair y occupaient une grande place, ainsi que les crapauds. Le crapaud vivant entrait dans la préparation du baume tranquille. On y voit aussi le crâne humain, pulvérisé et calciné.

A ce premier formulaire, qui était tout local et qui ne s'adressait qu'aux pharmaciens parisiens, succède, en 1818, le *Codex medicamentarius* ou *Pharmacopée française*, qui est obligatoire dans toute la France.

Nous voyons poindre, dans ce codex, la séparation entre la pharmacie galénique et la pharmacie chimique, séparation qui s'accentuera davantage encore dans les codex suivants.

Jusqu'ici, les codex étaient rédigés en latin. Celui de 1837 est écrit en langue française. Au codex de 1837 succéda celui de 1866 et, enfin, celui qui règle aujourd'hui la pharmacie date de 1884.

Son introduction est due à Gavarret. Ce codex abandonne l'ordre méthodique dans lequel était exposée la matière médicale, pour adopter l'ordre alphabétique. Il comprend quatre parties : la première renferme les notions préliminaires; puis vient la matière médicale; puis la troisième est constituée par la pharmacie chimique et, enfin, la quatrième, par la pharmacie galénique, c'est-à-dire les préparations pharmaceutiques proprement dites (alcoolats, teintures, sirops, pommades, etc.).

Ce que l'on peut reprocher à ces codex, c'est que, paraissant à des époques espacées, ils sont loin de répondre aux progrès incessants de la thérapeutique. A notre époque, la chimie exploitant des domaines jusque-là inconnus, et trouvant dans la série aromatique et dans le groupe des phénols une source incessante de nouveaux médicaments, inonde la thérapeutique de produits intéressants. C'est ainsi que s'est constitué ce grand groupe des médicaments antiseptiques, puis celui des antithermiques, puis celui des analgésiques et des hypnotiques, et l'on peut dire qu'il n'est pas de mois où un nouveau médicament, rentrant dans ce groupe, ne soit appliqué avec succès à la thérapeutique, et la plupart de ces médicaments ne peuvent trouver place dans le codex officiel.

Il en est de même de la matière médicale. A mesure que nous pénétrons dans les continents inconnus, ce qui permet d'en rapporter des plantes utiles à la médecine; à mesure que les procédés d'analyse se perfectionnent et permettent de séparer les principes actifs de ces plantes médicinales, nous voyons naître une pharmacie pour ainsi dire nouvelle, basée sur l'emploi des alcaloïdes.

Si j'ajoute enfin que, par voie de synthèse, les chimistes s'efforcent de constituer à leur tour de nouveaux alcaloïdes, on comprend combien doivent être incomplets et imparfaits les codex officiels de notre pharmacopée.

Une fois ces préliminaires posés, je vais entrer dans le cœur même de mon sujet et je vais tâcher d'exposer, le plus brièvement possible, comment on doit prescrire les médicaments et quelles sont les formes les plus utiles à leur donner pour rendre leur administration la plus active possible.

C'est ce que je ferai dans les chapitres suivants. Mais, avant, je désire dire quelques mots des trois personnes qui ont le plus d'intérêt à ce que ces formules thérapeutiques soient aussi correctes que possible, je veux parler du médecin, du pharmacien et du malade.

CHAPITRE II

Du médecin, du pharmacien et du malade.

Comme je le disais en terminant le chapitre précédent, trois personnes sont intéressées à ce que les médicaments soient prescrits d'une façon méthodique et bien préparés. Ce sont : le médecin, le pharmacien et le malade qu'il ne faut jamais oublier dans cette question. Examinons le rôle de chacun d'eux.

Le plus ordinairement, pour ne pas dire presque toujours, le jeune médecin quitte les bancs de l'École avec des connaissances très vagues sur l'art de formuler. Il invoque comme cause de son ignorance que, dans le cours de ses études, personne ne s'est occupé de lui apprendre sur quelles bases devait être établi ce point spécial de la pratique médicale. Comme élève il a suivi les hôpitaux, il est devenu externe puis même interne ; mais la pratique hospitalière n'est nullement comparable à la pratique de la ville et cela surtout au point de vue pharmaceutique.

Le maître pourra indiquer aux élèves toutes les finesses du diagnostic, il montrera les lésions pathologiques produites par le mal observé, il signalera les moyens d'analyse les plus corrects des liquides physiologiques ou pathologiques, il mettra bien en lumière les indications thérapeutiques qu'il faut remplir pour arriver à la cause de la maladie ; mais, lorsqu'il faudra mettre en œuvre le moyen de réaliser ces indications au point de vue pharmaceutique, il indiquera en quelques mots les médicaments qu'il faut administrer sans les formuler.

Il m'est arrivé bien souvent de demander aux élèves ce qu'ils entendaient par potions calmantes, par julep gommeux, etc., qu'ils voyaient prescrire chaque jour et de n'obtenir que des réponses absolument négatives. De mon temps je n'ai connu qu'un médecin des hôpitaux qui eût la patience de formuler pour chaque malade de son service une ordonnance analogue à celles qu'il prescrivait à sa clientèle, c'est Noël Guéneau de Mussy; mais je crois que cet exemple n'a pas eu d'imitateurs, et je reconnais que moi-même ne l'ai pas suivi. D'ailleurs la chose est impossible lorsque l'on songe au grand nombre de malades attribués à chaque service.

Reconnaissons aussi que c'est avec bien peu d'ardeur que l'élève se livre à de pareilles études; entraîné par l'attrait des recherches cliniques et anatomo-pathologiques, séduit par les nouvelles découvertes de la bactériologie, il prête peu d'attention à la thérapeutique et à tout ce qui s'y rapporte, et ce n'est que quand il est en présence du client qu'il commence à comprendre la grande lacune de ses études.

Ajoutons que les maîtres de l'École favorisent ce mouvement ; **pour eux** la thérapeutique n'a rien de scientifique, c'est de l'**empirisme et c'est** avec un dédain non dissimulé qu'ils traitent cette partie des sciences médicales.

Aussi, qu'arrive-t-il? Une fois notre jeune docteur aux prises avec le client, s'empresse-t-il d'apprendre à la hâte quelques formules et, lorsqu'il est trop embarrassé, il feuillette furtivement les différents formulaires qu'il a sous la main pour répondre au désir du malade qui le consulte et, peu à peu, après bien des tâtonnements et des essais infructueux et quelquefois dangereux, il arrive à se constituer un formulaire qui lui est propre.

D'autres ne se donnent pas cette peine, parcourant à grands traits les annonces des journaux de médecine, ils y recueillent simplement le nom des différents médicaments spécialisés qui y figurent.

Il me semble qu'il est bon de réagir contre cette tendance et montrer que toutes les branches de la médecine ne convergent que vers un point, le soulagement et la guérison des malades, et qu'on ne peut y arriver que par la thérapeutique et la pharmaceutique.

Il y a d'abord un premier axiome que le médecin ne doit jamais oublier : c'est que, pour faire de la bonne thérapeutique, il faut faire de la bonne clinique, c'est-à-dire examiner avec soin son malade et arriver à un diagnostic aussi précis que possible. A diagnostic obscur, thérapeutique hésitante et même dangereuse.

Le second axiome, c'est que le client réclame une ordonnance, et nous reviendrons sur ce point lorsque je parlerai de la partie intéressée, du malade.

Je reconnais qu'un grand nombre de maladies et, en particulier, celles pour lesquelles on nous consulte le plus fréquemment, sont de simples indispositions beaucoup plus tributaires d'un traitement hygiénique que d'un traitement pharmaceutique ; mais, si quelques personnes sont assez intelligentes pour n'accepter que des préceptes hygiéniques, le plus grand nombre, et je le démontrerai tout à l'heure, réclame un médicament. Il faut donc que non seulement le médecin ait à sa disposition, pour remplir le même but, une série de remèdes, et l'on ne saurait trop, à cet égard, approuver les recherches qui augmentent chaque jour le nombre de nos médicaments analgésiques et hypnotiques.

« Soulager la douleur est une œuvre divine », a dit Hippocrate, et j'en appelle à tous ceux qui ont souffert pour reconnaître la vérité de cette belle parole.

Non seulement le médecin doit varier ses médicaments, mais il doit les présenter sous une forme agréable. Tel malade ne veut pas de pilules et n'accepte que des potions, d'autres repoussent les cachets, etc.

C'est dans tous ces détails que le médecin deviendra un véritable artiste, comme le disait Trousseau. L'art et la science ne sont pas incompatibles, leur association est absolument nécessaire dans la pratique médicale. On peut comprendre qu'un homme de génie ayant même fait progresser certaines branches de l'art médical, devienne un très médiocre médecin lorsqu'il sera aux prises avec la pratique médicale.

Aux connaissances et aux qualités que doit posséder le médecin, il en faut joindre deux autres : la souplesse et la fermeté.

La souplesse pour varier et adapter ses moyens de traitement aux caractères et aux désirs des malades ; la fermeté pour, une fois le traitement institué, tenir la main à ce qu'il soit rigoureusement observé.

Une fois l'ordonnance faite suivant les règles de l'art, elle passe entre les mains du pharmacien, et j'aborde ici le second point de mon étude.

De tous côtés, on n'entend que plaintes et gémissements sur l'état de délaissement et de misère dans lequel se trouve aujourd'hui la pharmacie, et on invoque pour l'expliquer les trois circonstances suivantes : la création des grandes maisons de droguerie, puis la spécialité, et enfin la multiplicité des officines. Examinons rapidement chacun de ces points.

Nous sommes loin de l'époque où l'apothicaire constituait, pour ainsi dire, de toutes pièces les différents éléments entrant dans les préparations officinales ou magistrales ; les découvertes incessantes de nouveaux médicaments, l'isolement d'alcaloïdes puissants, ont fait qu'aujourd'hui il existe de véritables usines où non seulement on produit ces alcaloïdes ou ces nouveaux médicaments tirés de la série aromatique, mais où encore toutes les préparations galéniques sont faites : pilules, teintures, extraits, sirops, etc. De telle sorte qu'aujourd'hui le pharmacien qui se fournit dans ces grandes maisons de droguerie n'est plus, en résumé, qu'un marchand au détail, et il lui suffit de peser les différents éléments entrant dans une préparation magistrale pour la constituer.

Les plus consciencieux ont soin de vérifier la valeur des produits qu'ils achètent, mais un grand nombre néglige cette précaution, et comme l'Allemagne, qui possède les usines de droguerie les plus considérables, inonde les marchés du monde entier de produits à bas prix, mais d'une pureté relative, souvent le pharmacien, séduit par le bon marché, s'approvisionne de médicaments ne possédant pas l'activité sur laquelle le médecin avait compté. Réduit à ce rôle trop modeste de marchand au détail, le pharmacien ne rêve qu'une chose, c'est de trouver une spécialité qui compense ses déboires et ses pertes journalières.

Si quelques-uns, par l'étude attentive de certaines plantes médicinales ou bien de nouveaux corps actifs; si d'autres, par d'heureuses combinaisons chimiques, arrivent à constituer des médicaments plus ou moins actifs, établissant ainsi une spécialité pharmaceutique fort légitime, à laquelle leur nom est attaché; le plus grand nombre des pharmaciens, malheureusement, pour constituer ces médicaments spéciaux, adoptent une formule plus ou moins complexe qui ne présente rien de nouveau, rien d'original, et pour lesquels il a suffi de feuilleter le premier formulaire venu. Ceci est un véritable abus.

Malgré cela, ces spécialités prennent encore, et ceci résulte des deux circonstances suivantes : de l'ignorance du médecin et de la négligence du pharmacien. Ignorance du médecin qui, ne sachant pas formuler et craignant de faire une bévue, a recours à ces médicaments complexes spécialisés; négligence du pharmacien qui, souvent, ne donne pas les médicaments inscrits sur l'ordonnance et qui y substitue une autre préparation.

Ce fait, s'il est rare dans nos officines de la ville qui peuvent s'approvisionner rapidement, est fréquent dans les officines des campagnes. Aussi, le médecin, instruit souvent par l'expérience, a plutôt recours aux médicaments spécialisés.

Mais si la spécialisation des médicaments a fait la fortune de quelques pharmaciens, elle a causé la ruine du plus grand nombre d'entre eux. En dehors du gain très différent entre une médication préparée par le pharmacien et une drogue toute faite, il ne faut pas oublier que l'inventeur même du médicament spécialisé doit mettre en avant un capital important qui est fort menacé, si le médicament qu'il a imaginé ne réussit pas.

J'ai bien peu de choses à dire au point de vue de la multiplicité des officines; elles se sont accrues, dans nos villes surtout, en dehors de toute proportion, et l'on comprend qu'il en soit résulté une concurrence désastreuse.

Si, pour le médecin, nous pouvons dans une certaine mesure remédier à cette lacune de son éducation médicale et nous efforcer de le pousser à formuler lui-même les médicaments qu'il prescrit, j'avoue que j'ai bien peu de remèdes à opposer à l'état déplorable dans lequel se trouve le pharmacien en France.

Mais il m'a semblé cependant que les pharmaciens consciencieux qui se faisaient un rigoureux devoir de suivre les prescriptions du médecin, qui vérifiaient la valeur des médicaments qu'ils achètent, qui tenaient la main à ce que les produits employés soient toujours de bonne qualité, réussissaient mieux que ceux qui s'évertuaient à chercher des formules plus ou moins complexes pour en tirer fortune, abusant ainsi de l'annonce et n'hésitant pas à écrire en gros caractères : *Plus besoin de formuler.*

J'arrive maintenant au malade; c'est là, il faut le reconnaître, le point le plus délicat de mon étude.

Un malade est un malade, c'est-à-dire un être qui demande à la personne qu'il appelle le soulagement et la guérison de ses maux, et, pour y arriver, il usera de tous les moyens. Il ne faut pas croire que le règne des sorciers n'existe que dans nos campagnes; on voit des individus, appartenant au monde le plus intelligent, qui occupent les positions les plus élevées, qui s'abandonneront aux soins du premier médicastre venu.

Par un fait d'atavisme, on est en effet persuadé que la médecine est une chose innée, et que l'on peut être un grand médecin sans études médicales et, comme on croit aux herbes et aux simples, on croit aux sorciers, aux rebouteurs et aux somnambules.

D'ailleurs, tout conspire contre le médecin autour du malade : c'est d'abord tous ceux qui l'approchent et qui tous ont un remède souverain à lui proposer; ce sont les gardes-malades qui possèdent des tisanes héroïques; des membres de leur famille qui connaissent un malade qui a été guéri par telle ou telle méthode; ce sont enfin les journaux, les uns, journaux politiques, annonçant des cures merveilleuses par un médicament secret; d'autres sont des journaux de médecins spécialistes qu'ils répandent en grand nombre dans le public.

Lorsqu'on voit toutes ces causes de défiance réunies, on est même étonné que le médecin garde la confiance d'un grand nombre de ses clients.

Il est donc nécessaire que le malade trouve dans son médecin un guide ferme et sûr, et il est indispensable que le médecin ait lui-même confiance dans la médication qu'il ordonne. A certaines questions de leurs clients, le praticien répond souvent : « Faites ce que vous voudrez. » Il ne faut jamais qu'un malade fasse ce qu'il veut, et ceci me conduit à parler de la suggestion; elle joue un rôle considérable dans la thérapeutique.

Je ne parle pas ici de la suggestion telle qu'elle est pratiquée par les écoles de la Salpêtrière ou de Nancy, je ne m'occupe que de la suggestion pharmaceutique, c'est-à-dire que le malade éprouvera les effets que vous attribuerez au médicament que vous ordonnez; la vieille histoire des pilules *mica panis* est toujours vraie.

Il est surtout un point sur lequel le malade désire être dirigé : c'est sur son hygiène, et j'avoue qu'il faut toujours faire grande part dans l'ordonnance à l'hygiène, et surtout l'hygiène alimentaire, non pas que le malade repousse les drogues; il les réclame, au contraire, et si l'ordonnance ne renfermait que des règles diététiques, elle ne serait acceptée que par de bien rares malades.

Il est surtout des médicaments qui ont ses préférences, ce sont les tisanes, par exemple, et, très souvent, le jeune médecin est embarrassé devant la garde-malade qui en sait bien plus long que lui sur les tisanes et leur valeur et, lorsqu'il aura fini sa consultation, la garde-malade triomphera de son ignorance.

Mais, me dira-t-on, il est un grand nombre de maladies dans lesquelles les médicaments actifs sont inutiles, je le reconnais; mais, dans ce cas, le praticien ordonnera des préparations anodines qui auront bien plus d'effet sur l'imagination du malade que sur son économie.

Voilà ce que j'avais à dire sur le médecin, le pharmacien et le malade, on pourrait étendre indéfiniment ce chapitre, et en constituer même tout un volume; mais, quoiqu'il n'y ait là que des choses bien connues, je tenais à les redire cependant pour bien fixer le terrain sur lequel nous allons opérer, et je vais étudier, dans le prochain chapitre, un point qui se rapproche beaucoup de celui que je viens d'examiner, je veux parler de l'ordonnance.

CHAPITRE III

De l'ordonnance.

Une fois que le médecin, après avoir examiné consciencieusement son malade et établi sur quelles bases reposera sa thérapeutique, il transcrit dans un ordre voulu la médication qu'il désire instituer : c'est l'ordonnance.

On s'est bien souvent plaint de la mauvaise écriture des médecins, et c'est avec juste raison que l'on a fait consister l'un des premiers examens des élèves en pharmacie dans la lecture et l'exécution d'une ordonnance. Sans exiger des médecins qu'ils possèdent tous l'écriture si élégante et si correcte de Gubler, il faut cependant leur demander qu'ils s'efforcent d'écrire aussi lisiblement que possible les prescriptions qu'ils formulent. Il en est en effet qui mettent un malin plaisir à rendre la lecture de leurs ordonnances presque impossible, et c'est surtout dans leur signature qu'ils mettent la plus grande négligence, et j'avoue que, n'était souvent le nom du médecin ou son adresse imprimée sur le papier, on ne pourrait désigner le signataire de la prescription.

Cette habitude de timbrer ou d'imprimer sur l'ordonnance l'adresse ou le nom du médecin est d'ailleurs excellente et remédie en partie aux inconvénients que je viens de signaler.

Par rapport à l'exécution de la prescription que le

médecin va formuler, les malades se divisent en trois
catégories: ceux qui suivront religieusement la dite
prescription, c'est le groupe de beaucoup le moins
nombreux; puis ceux qui ne suivront jamais l'ordonnance.

Il est en effet un certain nombre de malades, surtout de nos grandes villes, qui vont réclamer les
soins de différents médecins, ils vont même jusqu'à
faire exécuter par le pharmacien l'ordonnance qu'ils
ont reçue, mais jamais ils ne touchent aux drogues
qui leur sont livrées. Rien de plus curieux que de
parcourir les nombreuses ordonnances qu'ils se sont
fait remettre et cela par les médecins les plus auto-
risés, et, lorsqu'on leur demande quels bénéfices ils
ont tiré de telle ou telle médication, ils répondent
qu'ils ne l'ont jamais mise en pratique, et il semble
qu'il leur suffise d'accumuler dans leur armoire les
fioles et les boîtes achetées chez le pharmacien.

Le troisième groupe, de beaucoup le plus nombreux
est celui des malades qui modifient l'ordonnance soit
en n'en prenant que la partie qui leur plaît, soit,
chose plus curieuse, en dépassant les limites que l'on
a fixées.

Partant de ce principe que, puisque telle dose d'un
médicament a produit son amélioration, en doublant
ou triplant cette dose, ces malades sont persuadés
qu'ils vont obtenir la guérison. Ils mettent aussi une
exagération évidente dans le régime qu'on leur a ordonné. C'est au médecin à juger, et il peut le faire
promptement, à quelle catégorie de malades appartient celui qui vient réclamer ses soins; et il s'ef-
forcera de remédier aux inconvénients qui en peuvent
résulter.

Dans la prescription on doit suivre un ordre voulu

qui consiste à placer d'abord le traitement pharmaceutique interne, enfin les prescriptions hygiéniques. Examinons chacun de ces points.

Pour la médication interne il est nécessaire, dans la formule, d'écrire en toutes lettres le chiffre de la dose indiquée qu'il s'agisse de centigrammes et surtout de milligrammes. On comprend facilement comment le déplacement de la virgule ou un zéro de plus ou de moins dans un pareil chiffre modifie la prescription.

Lorsqu'il s'agit de gouttes ce sont les chiffres romains dont on doit faire usage, enfin l'habitude veut que l'on commence toujours dans la prescription par le médicament le plus actif et que l'on termine par l'excipient.

Pour certaines substances où la confusion peut être faite il est bon de placer le nom de l'alcaloïde avant celui de l'acide avec lequel il est combiné; par exemple pour le chlorhydrate de quinine qui a été confondu avec d'autres chlorhydrates et en particulier avec le chlorhydrate de morphine, on écrira Quinine (chlorhydrate).

Après la prescription pharmaceutique il faut indiquer comment doit être pris le médicament et ici aucun détail ne doit être oublié. Il est nécessaire de désigner la dose du médicament, l'heure exacte à laquelle il devra être pris, dans quel véhicule il sera versé de manière à laisser le moins possible d'initiative ou d'hésitation au malade.

Pour la médication externe on indiquera sur quel point elle devra porter, combien de fois par jour ces applications seront répétées. Lorsqu'il s'agira de balnéothérapie on mettra la même rigueur dans la prescription, durée ou température du bain ou de la douche, indiquer si l'opération sera suivie de frictions, comment et avec quoi elles seront faites.

Enfin pour la médication hygiénique, aucun détail ne doit faire défaut, heures des repas, nature des aliments, qualité et quantité des boissons ; tout doit être minutieusement inscrit.

En un mot le médecin doit être bien convaincu de ce fait que, plus il mettra de soins dans son ordonnance, plus il sera écouté par les malades. On me dira que j'en parle à mon aise puisque je pratique daus une grande ville et que je ne vois que des malades en consultation ; je le reconnais, mais plus le médecin se rapprochera du type que je viens d'indiquer, plus il sera goûté.

C'est surtout par tous ces petits détails que le malade apprécie son médecin bien plus que par son savoir dont il ne peut être juge. Ce qui le touche le plus c'est la prévenance de celui auquel il a confié sa santé, c'est la minutie qu'il apporte dans les moindres détails de son traitement ; c'est ainsi qu'il comprend l'intérêt qu'on lui porte et c'est de cet intérêt que dépend le succès du médecin.

J'en ai fini avec tous ces prolégomènes et j'arrive maintenant à l'étude du médicament

CHAPITRE IV

Du médicament.

Qu'est-ce que l'art de formuler? C'est celui de prescrire les médicaments. Il faut donc d'abord nous entendre sur ce qu'est le médicament et sur quelles bases repose son action thérapeutique.

En science comme en bien d'autres choses, ce qui est le plus difficile, c'est de donner une définition concise et exacte. Cette difficulté, nous la rencontrons pour le médicament, et si l'on est d'accord pour la chose, on verra qu'on est loin de l'être pour la définition.

Qu'on ouvre le dictionnaire de Robin; voici la définition que l'on y trouvera.

« Le médicament est toute substance étrangère au régime de l'état de santé ou amené à une forme étrangère à ce régime, que l'on applique extérieurement ou que l'on fait prendre à l'intérieur pour un but curatif. »

Outre l'obscurité de cette définition, elle est fautive, à mon sens, par ce fait que le lait et l'eau, par exemple, ne peuvent être, d'après elle, compris dans les médicaments.

Fonssagrives, qui a fait sur le médicament un travail fort remarquable (1), a donné une définition qui est plus près de la vérité. La voici : « Un médicament est tout agent qui, appliqué directement à nos organes ou leur arrivant par le détour de la circulation, suscite dans l'économie malade un changement dont elle peut profiter. »

Je crois que l'on peut encore simplifier cette définition, et je dirai qu'un médicament est tout agent qui est employé dans un but curatif, et si je me place au point de vue tout spécial de l'art de formuler je dirai même : *toute substance employée dans un but curatif est un médicament.*

La substitution du mot substance au mot agent me permet en effet d'éloigner de mon sujet des corps qui ne constituent pas, à proprement parler, des substances médicamenteuses, par exemple le fer rouge, etc.

Une fois cette définition admise, voyons comment se comportent les médicaments dans l'économie, c'est-à-dire étudions l'action médicamenteuse.

Nous trouvons d'abord deux grandes divisions basées sur le fait de l'action locale ou générale des substances médicamenteuses. Dans le premier groupe se trouvent les médicaments locaux qui ont une action topique absolument extérieure; nous y reviendrons dans le cours des chapitres suivants. Le second groupe comprend l'immense majorité des médicaments qui agissent en pénétrant dans l'économie; ce sont seulement ces derniers que je vais étudier.

Dans cette action d'un médicament, nous avons à examiner les quatre points suivants : 1° la pénétration

Médicament étudié au point de vue physiologique et clinique. Paris, 1875.

du médicament dans l'économie ; 2° son passage dans
la circulation ; 3° son action élective ; 4° enfin son
élimination. C'est le cycle médicamenteux.

Pénétration du médicament. — Le médicament pénètre dans l'économie, passe dans le sang qui le
porte sur les points où il doit agir, puis il est rejeté
par les différents émonctoires. Commençons par la
pénétration des médicaments ; trois voies d'entrée
lui sont offertes : la peau, les muqueuses et les
veines.

La pénétration par la peau se divise elle-même en
trois parties : tantôt le médicament est déposé sur
l'épiderme, tantôt sur la peau qui en est dépouillée,
tantôt enfin il est placé dans le tissu cellulaire
sous-cutané.

D'où les trois méthodes thérapeutiques suivantes :
la méthode sus-dermique, la méthode dermique et
la méthode hypodermique.

La méthode sus-dermique a donné lieu à de vives
discussions et de très nombreux travaux ont été faits
pour savoir si la peau absorbait ou non les substances
médicamenteuses. Je signalerai particulièrement un
important travail de Willemin (de Vichy) (1), et la
thèse d'un de mes anciens élèves, le docteur Ménière
(d'Angers).

Ce qui a déterminé parmi les expérimentateurs
des résultats contradictoires, c'est le fait suivant :
tous les physiologistes qui ont étudié cette action de
l'absorption des substances solubles par la peau ont
choisi le même procédé opératoire. Ils placent le malade dans un bain contenant de l'iodure de potassium

---

(1) WILLEMIN, *Recherches expérimentales sur l'absorption par
le tégument externe de l'eau et des substances solubles (Archives
générales de médecine,* juillet 1863).

et recherchent dans l'urine la présence de cet iodure.

Quand on relit leurs observations, on est frappé de ce fait : c'est qu'à mesure que la température s'élève, l'absorption est plus active, et ceci résulte non pas de l'absorption par la peau, mais de ce que le bain émettant des vapeurs iodées, le malade absorbe par le poumon les dites vapeurs.

Quand cette cause d'erreur est évitée, on peut affirmer que la peau n'absorbe pas les substances solubles. Mais il faut que son épiderme soit absolument intact, et, comme l'a montré Ménière (d'Angers), il suffit de la moindre excoriation et du moindre grattage de la peau pour obtenir cette absorption.

Mais le revêtement épidermique n'est pas absolument continu sur la peau ; nous voyons de nombreux orifices y exister, et en particulier l'orifice des glandes sudoripares. C'est par ces orifices que se fait la pénétration médicamenteuse de certaines substances qui peuvent être modifiées par la sueur. C'est ainsi que pénètre le mercure dans l'économie ; aussi, quand nous voulons faire agir ce corps, choisissons-nous les points de la peau où les glandes sudoripares sont le plus abondantes.

Forget avait même donné un nom bien étrange à cette méthode sus-dermique. Il l'appelait *maschaliatrie* ou méthode axillaire ; comme son nom l'indique, le procédé consistait à frictionner les aisselles avec des substances médicamenteuses.

La médication dermique, c'est-à-dire celle qui consiste à introduire le médicament une fois le derme enlevé, ne m'arrêtera pas très longtemps. C'était autrefois la seule méthode employée pour faire pénétrer les médicaments par la peau.

Quand j'étais élève en médecine, c'est ainsi que l'on faisait usage de la morphine. On appliquait de petits vésicatoires à l'ammoniaque, et une fois l'épiderme enlevé, on saupoudrait la plaie de morphine. Aujourd'hui, la méthode dermique n'existe plus, puisqu'elle a été remplacée en son entier par une médication qui en a tous les avantages sans en avoir les inconvénients : c'est la méthode hypodermique.

L'idée d'introduire les médicaments dans le tissu cellulaire sous-dermique est une idée toute française : elle est due à un petit médecin de province, le docteur Lafargue (de Saint-Émilion), qui communiquait, le 27 décembre 1838, à l'Académie de médecine, un mémoire ayant pour titre : *Sur les effets thérapeutiques de quelques médicaments introduits sous l'épiderme*. Il donnait à sa méthode le nom d'*inoculation médicamenteuse*, et voici comment il s'exprime à ce propos :

« Il faudrait employer, dit-il, une longue aiguille dans laquelle on ménagerait d'un bout à l'autre un sillon profond qu'on remplirait d'hydrochlorate de morphine réduit en pâte. Ainsi armée, cette tige serait dirigée selon l'art à travers les tissus (1) ».

Cette phrase était écrite en 1838, et il eût suffi à Lafargue de fermer son aiguille et de se servir de solutions liquides pour avoir découvert la méthode hypodermique telle que nous la pratiquons aujourd'hui.

En tout cas, le procédé des inoculations médicamenteuses fut abandonné, et ce n'est que vingt ans après, en 1857, que Wood, utilisant la seringue de

______

(1) LAFARGUE, *Des avantages thérapeutiques de l'inoculation de la morphine et de quelques autres médicaments énergiques* (*Bulletin de thérapeutique*, 1847, t. XXXVII).

Pravaz, fonda définitivement la méthode hypodermique qui constitue un des plus grands progrès de la thérapeutique moderne, sur lesquels, d'ailleurs, je reviendrai dans le chapitre suivant à propos de la méthode hypodermique, et je passe maintenant à l'étude de la seconde voie d'absorption des médicaments, je veux parler de l'absorption par les muqueuses.

Ici nous aurons à étudier la muqueuse du tube digestif, la muqueuse pulmonaire et enfin les autres muqueuses.

Pour la muqueuse du tube digestif, nous examinerons successivement la muqueuse buccale, la muqueuse de l'estomac, celle de l'intestin.

La muqueuse buccale a été utilisée autrefois, il y a plus de quatre-vingts ans, en 1811, par un médecin de Montpellier, Chrestien, qui prétendait faire pénétrer les médicaments par des frictions sur la langue. Il a donné à cette méthode le nom de *méthode iatraleptique*, et il l'appliquait surtout pour le traitement de la syphilis par les sels d'or (1). Un médecin anglais, Peter Clare, a appliqué la même méthode pour les préparations hydrargyriques (2). Aujourd'hui, ces méthodes sont absolument abandonnées, et je les cite pour mémoire.

La muqueuse gastrique est la voie la plus habituelle de l'introduction des médicaments ; elle a de très grands avantages, mais elle a des inconvénients ; l'un des plus importants est que les médicaments

<hr>

(1) Chrestien, *De la méthode iatraleptique.* Paris, 1811, p. 336.
(2) Peter Clare, *An essay on the cure of abcesses by caustic, also a new method of curing the lues venerea*, seconde édition. London, MDCCLXXIX.

administrés par cette voie peuvent subir des modifications profondes par suite de la présence du suc
gastrique.

Quelquefois, c'est ce suc gastrique qui favorise la
pénétration du médicament ; par exemple, quand on
se sert du fer réduit, grâce à la présence de l'acide
chlorhydrique, il se fait un chlorure de fer soluble
qui pénètre dans l'économie. Cette présence de l'acide
chlorhydrique doit toujours être invoquée quand on
veut étudier le mécanisme de la pénétration des sels
minéraux.

C'est encore cette acidité qui nous explique comment certains ferments qui ne peuvent agir que dans
les milieux alcalins, sont détruits par le suc gastrique. C'est ce qui arrive pour la pancréatine, par
exemple. Aussi, pour éviter cet inconvénient, a-t-on
conseillé d'enrober les pilules de pancréatine de
substances telles que la *kératine* et le salol qui ne
peuvent être digérés par l'estomac, pour éviter cette
action acide du suc gastrique.

C'est encore cette même acidité qui explique que
certaines combinaisons, qui ne se décomposent que
dans les milieux alcalins, peuvent séjourner dans
l'estomac sans y subir de décomposition : par
exemple, le salol. Ce salicylate de phénol ne se dé-
double, en effet, qu'en présence des alcalins; aussi
n'est-ce que dans l'intestin que son dédoublement en
acide phénique et en acide salicylique se produit.

Il est aujourd'hui reconnu que nous avons un grand
avantage à introduire le plus grand nombre de substances médicamenteuses avec les aliments, et, sauf
pour ceux qui ont une action vomitive, je crois que
l'on peut appliquer cette règle à tous les médicaments introduits par l'estomac.

Ce procédé a les avantages suivants : grâce aux aliments, on évite l'action directe irritante de ces substances médicamenteuses sur la muqueuse de l'estomac ; de plus, l'activité circulatoire qui se fait à ce moment permet leur pénétration plus rapide. Fonssagrives, qui donnait à ce procédé le nom de *méthode alimentaire*, a eu parfaitement raison d'insister sur cette utilité d'administrer toujours les médicaments avec les aliments.

L'absorption peut se faire dans l'estomac lui-même, mais elle a lieu surtout dans l'intestin grêle. Il y a ici encore une autre modification qui peut se produire. Tout à l'heure, nous étions en présence d'un milieu acide ; maintenant, nous sommes en présence d'un milieu alcalin. La composition saline introduite dans l'estomac et qui a été modifiée par l'acide chlorhydrique du suc gastrique et rendue le plus souvent soluble par cette action, peut subir, dans le milieu intestinal, une nouvelle modification qui la précipite à l'état insoluble.

Comme exemple, je citerai les préparations de phosphate de chaux ; en présence du suc gastrique, il se fait un chlorhydro-phosphate de chaux soluble. Mais dans le milieu alcalin de l'intestin, il se produit une nouvelle précipitation de phosphate calcaire insoluble.

En règle générale, lorsqu'on veut faire pénétrer, par l'intestin, des médicaments, il faut choisir les compositions peu solubles et qui ne subissent qu'une décomposition lente et tardive, ou bien qui ne peuvent, comme le salol, se décomposer que dans des milieux alcalins. Aussi lorsqu'on veut pratiquer l'antisepsie intestinale, c'est toujours à des préparations peu solubles qu'il faut avoir recours : naphtol, sels de bismuth, etc.

Il est un point de la muqueuse intestinale qui mérite de nous arrêter plus longtemps, c'est le gros intestin. C'est là une voie d'absorption médicamenteuse fort utilisée en médecine.

On a étudié beaucoup cette pénétration des médicaments par le rectum, et je signalerai particulièrement les travaux de Savory (1) et ceux de Demarquay. Savory a montré que, chez le chien, l'absorption de la strychnine est plus rapide par le rectum que par l'estomac.

Demarquay, en se servant de l'iodure de potassium, a prouvé que la pénétration de l'iodure par le rectum est très rapide et que, cinq minutes après l'administration d'un lavement ioduré, on retrouvait ce sel dans les urines (2). Plus loin, à propos des lavements, je signalerai les expériences que j'ai entreprises à ce sujet avec Lémanski.

Non seulement on a fait pénétrer des liquides par le rectum, mais on a encore utilisé les gaz, et nous avons vu Daniel Molière (de Lyon), reprenant les anciens procédés de Pirogoff et de Simonin, conseiller l'éther en fumigations rectales pour produire l'anesthésie; enfin plus récemment encore, en 1886, Bergeon a employé des inhalations gazeuses rectales pour le traitement de la tuberculose. Cette méthode est aujourd'hui abandonnée. Mais les suppositoires et les lavements médicamenteux sont une précieuse ressource pour la thérapeutique.

Après la muqueuse intestinale, il faut placer la muqueuse respiratoire, cette muqueuse devrait même occuper le premier rang, et cela pour les raisons sui-

(1) Savory, *The Lancet*, march, 1864.
(2) Demarquay, *Recherches sur l'absorption des médicaments faites sur l'homme sain* (*Union médicale*, 3° série, 1867).

vantes: d'abord, à cause de la vascularité extrême du poumon; puis, parce qu'ici le médicament ne subit aucune modification; enfin, à cause de la rapidité de pénétration du médicament.

Fonssagrives, qui a bien mis en lumière les avantages des inhalations médicamenteuses, avait proposé le nom d'*asphrétique médicamenteuse* pour cette méthode qui consiste à faire pénétrer les médicaments par la voie respiratoire. Sales-Girons, de son côté, qui s'est beaucoup occupé de ce sujet, lui avait donné le nom de *thérapeutique respiratoire*.

Outre les vapeurs et les gaz qui peuvent pénétrer par cette voie, on a aussi conseillé de pratiquer des injections de substances médicamenteuses directement dans la trachée, et si le procédé a été peu employé chez l'homme, il est utilisé par les vétérinaires chez les chevaux, qui permettent, grâce à la grande étendue de leur trachée, de pratiquer facilement de pareilles injections. Cette méthode a été surtout vantée par Lévi, par Gohier et par Cagny.

Je ne dirai que quelques mots des autres muqueuses; la muqueuse vaginale absorbe peu; il en est de même de la muqueuse utérine. Cependant cette muqueuse, après l'accouchement, peut être une voie rapide de pénétration des médicaments, et il faut bien se rappeler ce fait, puisqu'on utilise aujourd'hui le sublimé en injections vaginales et même intra-utérines. On a vu quelquefois, à la suite de ces injections, des phénomènes d'hydrargyrisme graves se produire.

La muqueuse vésicale absorbe peu. Ségalas, puis Demarquay, et plus récemment Guyon ont étudié cette absorption de la muqueuse vésicale; elle est très faible à l'état sain, mais elle devient active lorsqu'il existe des ulcérations et si je rappelle ce fait, c'est qu'aujourd'hui on utilise la cocaïne pour obtenir l'anesthésie locale de la vessie.

Frappé du peu d'absorption de la vessie, on a conseillé l'injection de quantités considérables de cocaïne, jusqu'à 7 grammes. Mais on a dû abandonner ces hautes doses, car s'il existe la moindre fissure à la muqueuse, il survient des accidents extrêmement graves de cocaïnisme.

A l'égard de cette différence d'absorption entre les muqueuses rectale et vésicale, je puis citer un exemple très frappant. Un médecin de Saint-Pétersbourg, se basant sur ce fait que l'on pouvait injecter dans la vessie de hautes doses de cocaïne sans produire d'accidents, ordonna à une de ses clientes atteinte de fissure anale un lavement avec 2 grammes de cocaïne. La malade succomba, et le médecin, terrifié par cet accident, se fit sauter la cervelle.

Il ne me reste plus, pour avoir terminé cette question, qu'à parler des veines. L'introduction des médicaments à l'aide d'injections intra-veineuses est très rarement utilisée par la thérapeutique. Les médicaments, en dehors de leurs effets thérapeutiques, peuvent avoir une action directe qui entraîne des coagulations sanguines offrant de grands dangers. Aussi a-t-on le plus souvent reculé devant ces injections intra-veineuses.

Oré (de Bordeaux) avait cependant conseillé les injections de chloral pour produire l'anesthésie. Les accidents graves qui se sont produits ont dû faire abandonner cette méthode. En Amérique, on a utilisé les injections intra-veineuses de lait ; c'est là encore un procédé extrêmement dangereux, puisque le lait renferme des globules de graisse qui constituent de véritables embolies. On n'a donc gardé que le sang et les solutions salines. La première de ces opérations est la transfusion ; la seconde, qui constitue les injections intra-veineuses salines, a été appliquée dans le traitement du choléra. J'ai pratiqué moi-même cette méthode en 1875, et Hayem l'a utilisée à son tour en 1884. On a conseillé encore ces mêmes injections dans les cas de coma diabétique.

J'en ai fini avec cette question de l'absorption, et je passe maintenant au second acte du cycle médicamenteux, la présence des médicaments dans le sang.

Présence des médicaments dans le sang. — Nous connaissons peu de chose sur l'état des médicaments dans le sang. C'est le plus souvent combinés avec les albuminoïdes du sérum sanguin, et sous forme d'albuminates alcalins, que les médicaments parcourent le torrent circulatoire. Plus le médicament se rapprochera de cette combinaison alcaline et albumineuse, plus rapide sera la pénétration dans le torrent circulatoire, et même, à propos de cette alcalinité, je dois rappeler le fait qu'avait signalé Gubler : c'est que les médicaments à base de soude sont mieux tolérés que ceux à base de potasse, parce que justement l'alcalinité du sérum sanguin est due aux sels de soude et non aux sels de potasse.

A propos de cet état des médicaments dans le sang, je parlerai des expériences entreprises par Bouchard et ses élèves sur la toxicité médicamenteuse. Bouchard a établi cette loi que, pour juger de la toxicité d'un médicament, il fallait l'introduire chez les animaux directement dans le torrent de la circulation et, comme on le sait, il a choisi surtout le lapin et la veine dorsale de l'oreille, très volumineuse et très accessible chez cet animal.

Je me suis élevé contre ce procédé d'expérimentation et je me suis efforcé de montrer quelles étaient les causes d'erreur qui pouvaient résulter de son emploi ; ces causes d'erreur résultent surtout de l'action directe et locale de la substance employée sur le sang.

C'est par un mécanisme tout spécial, et que nous ignorons, que se fait l'accommodation du médicament introduit par l'estomac ou par la peau dans le sang, de telle sorte qu'il y a là un effet local toxique dont il faut tenir grand compte et ne pas conclure des chiffres que l'on obtient par kilogramme du poids vivant en injection intra-veineuse, à la toxicité réelle de la substance. Par exemple, pour le chloral, la mort est survenue chez l'homme, non parce que les doses étaient trop élevées, mais parce qu'elles ont déterminé un embolus mortel.

Je vais même plus loin ; je crois qu'au point de vue des expériences thérapeutiques ce mode de procédé fournit des résultats erronés et je n'en connais pas de meilleur exemple que celui qui m'est fourni par les expériences faites autrefois par Moutard-Martin et Ch. Richet sur les médicaments diurétiques (1).

Ces expérimentateurs étudiaient chez les animaux l'action des différents médicaments diurétiques en les introduisant directement dans le sang, et ils sont arrivés à ce résultat à propos de l'eau, c'est qu'elle diminuait la quantité des urines. Donc, si l'on s'était basé sur de pareilles expériences pour étudier les effets diurétiques de l'eau administrée à

____

(1) MOUTARD-MARTIN et Ch. RICHET, *Recherches expérimentales sur la polyurie* (*Archives de physiologie*, t. VIII, 1884, p. 1).

l'intérieur, on arriverait à cette conclusion aussi étrange que contraire à la vérité, c'est que l'eau est plutôt anurique que diurétique.

Depuis quelque temps, le docteur Maurel étudie un fait fort intéressant : c'est l'action de certains médicaments sur les leucocytes, et il est arrivé à des résultats qui méritent d'être vérifiés. Il s'efforce de montrer que la toxicité des médicaments est pour ainsi dire proportionnelle à leur action destructive sur les globules blancs, et même il explique la résistance de certaines espèces animales à l'action toxique de quelques médicaments, comme l'atropine par exemple chez le lapin, par ce fait que les leucocytes de cet animal résistent à l'action destructive de ce médicament (1).

Action élective du médicament. — Une fois pénétré dans le sang, le médicament va produire son action élective ; ici, tout est mystère, et cependant on a pu faire quelques études intéressantes sur ce point. Les médicaments agiraient de deux façons : les uns, par leur action locale et par leur masse (purgatifs salins, etc., etc.) ; d'autres, introduits en très minime quantité dans l'économie (alcaloïdes et glucosides), porteraient leur action sur certains points de l'axe cérébro-spinal et viendraient influencer un groupe donné de cellules nerveuses, et la rapidité d'action du médicament serait proportionnelle au temps qu'il mettrait pour arriver du point où il a été introduit au point nerveux où il doit agir.

C'est, bien entendu, le système artériel qui serait chargé de porter aux centres nerveux le médica-

---

(1) MAUREL, *Action de l'atropine et de la pilocarpine sur les leucocytes* (*Bulletin de thérapeutique*, t. CXXII, p. 318).

ment et là, la cellule nerveuse, une fois impressionnée, modifie l'état inflammatoire ou sécrétoire de l'organe dont il règle la circulation et la sécrétion. De là une différence très notable entre les diverses voies d'introduction des médicaments.

Pour la voie intestinale après avoir été absorbé par la muqueuse digestive le médicament rencontrera le foie et sera en partie détruit ou modifié par lui, surtout s'il s'agit d'alcaloïdes.

Dans mes leçons sur les *maladies du foie*, j'ai longuement insisté sur cette question à propos du foie antiseptique et j'ai montré que grâce aux expériences de Hegger, de Schiff, de Jacques, expériences confirmées par les travaux de Roger, il etait désormais acquis que le foie détruisait un grand nombre d'alcaloïdes(1).

Puis le reste de l'alcaloïde, qui aura traversé la glande hépatique, arrivera dans le ventricule droit, traversera le poumon pour pénétrer dans le ventricule gauche et de là atteindra les centres nerveux où son action élective doit se faire sentir.

Par le long chemin qu'il doit parcourir, par les obstacles qu'il doit rencontrer sur sa route, on comprend combien est lente l'action médicamentense lorsqu'on utilise la voie stomacale ou intestinale.

La voie hypodermique, au contraire, est beaucoup plus rapide. Nous n'avons plus ici ni l'action modificatrice du suc gastrique, ni l'action destructive de la glande hépatique. Qu'il soit absorbé par les lymphatiques ou par les capillaires,

(1) DUJARDIN-BEAUMETZ, *Considérations générales sur les maladies du foie*. Du foie antiseptique, p. 6.

le médicament arrivera dans la petite circulation pulmonaire pour être lancé par le ventricule gauche dans la circulation générale.

C'est ce seul passage à travers la petite circulation qui pourra, dans une certaine mesure, diminuer l'action médicamenteuse, et cela seulement pour les substances très volatiles qui se vaporisent à la température du corps.

Je puis, à cet égard, citer les expériences que j'ai faites avec les injections de chloroforme (1). J'ai démontré que, chez l'homme, des doses considérables de chloroforme introduites sous la peau ne pouvaient jamais déterminer chez lui l'anesthésie chirurgicale, et l'on trouvera dans la thèse d'un de mes élèves, le docteur Henri Fournier, toutes les expériences entreprises à ce sujet (2).

C'est là un fait que Claude Bernard avait déjà signalé et que l'on peut expliquer par l'évaporation du chloroforme introduit dans le sang lorsqu'il traverse le réseau pulmonaire, et si l'on observe, à la suite d'injections de 10 grammes de chloroforme sous la peau, un peu de sommeil, c'est que le malade reprend par la respiration le chloroforme qui s'est vaporisé dans son arbre aérien, et l'on a alors un ensemble de phénomènes très analogues à ce que l'on a décrit sous le nom de *chloroformisation à la reine*.

Ce que je viens de dire de la pénétration des médicaments sous la peau, nous pourrions le répéter pour

----

(1) DUJARDIN-BEAUMETZ, *Des injections hypodermiques de chloroforme (Bulletins et Mémoires de la Société de thérapeutique*, 2ᵉ série, t. IV, 1877, p. 158, et t. V, 1878, p. 1, 39 et 40).

(2) H. FOURNIER, *Des effets du chloroforme en injections hypodermiques*, Thèse de Paris, 1878.

les injections veineuses. Cependant, ici, la pénétration directe dans le sang augmente la rapidité de l'absorption, et c'est ce qui explique les accidents qui sont survenus lorsque, dans les injections hypodermiques, au lieu de placer le médicament dans le tissu cellulaire, on l'introduit directement dans les veines.

Mais c'est la voie pulmonaire qui occupe le premier rang pour la rapidité d'action, car la substance médicamenteuse arrive sans détour dans le ventricule gauche pour être immédiatement lancée dans le torrent circulatoire.

Claude Bernard, frappé de ce fait, avait conseillé, dans les cas d'urgence, de pratiquer des injections médicamenteuses dans la trachée. Jousset de Bellesmes a mis en pratique cette méthode dans les cas de fièvre intermittente pernicieuse, et malgré l'appui qu'a donné la médecine vétérinaire à ce mode de procéder, il faut reconnaître que c'est là un fait exceptionnel.

Élimination du médicament. — Le médicament produit son action élective. Ici, malheureusement, tout est encore mystère. Puis, une fois cette action produite, il est rejeté au dehors de l'organisme soit par les matières fécales, soit par la peau, soit par le poumon, soit surtout par le rein.

C'est là une loi thérapeutique des plus intéressantes : toute substance, pour produire ses effets médicamenteux, doit être éliminée. Si cette élimination n'a pas lieu, l'effet toxique se substitue à l'effet thérapeutique, et c'est ici que se place le rôle si important que joue la perméabilité du rein dans l'action médicamenteuse. Lorsque le rein n'est pas perméable, on voit souvent survenir, à la suite de l'emploi de médicaments à dose thérapeutique, des effets toxiques, et les exemples que j'aurais à citer sont très nombreux.

L'iodure de potassium ou le bromure produisent à faible dose, chez les gens à lésion rénale, des phénomènes d'iodisme ou de bromisme très accusés. De même pour l'acide salicylique et, à cet égard, je puis citer la thèse de mon élève, Mlle le docteur Chopin (1), qui a montré que des accidents cérébraux graves se produisaient chez les vieillards à reins peu perméables, à la suite de la médication salicylée.

Mais c'est surtout avec les injections hypodermiques que de sérieux accidents peuvent se produire, car ici la voie intestinale ne peut suppléer à l'insuffisance rénale, et les faits sont aujourd'hui assez nombreux pour qu'au vieil adage : *Corpora non agunt, nisi soluta*, on puisse substituer celui-ci : *Corpora non agunt, nisi secreta*.

Cette question de l'élimination des médicaments soulève encore un point intéressant; ce sont les éruptions médicamenteuses, éruptions pathogénétiques, comme disait Bazin, et qui résultent du passage du médicament par la peau : érythème copahivique, acné iodée et bromée, éruption scarlatiniforme de l'antipyrine, toutes ces affections rentrent dans ce même groupe.

Enfin, je dois rappeler, toujours à propos de l'élimination des médicaments, la séparation qui se produit dans les térébenthines entre les produits volatils et les produits fixes. Les produits volatils sont éliminés par les poumons, les produits

(1) Mlle le docteur Chopin, *Sur l'élimination de l'acide salicylique*, Thèse de Paris, 1889.

fixes par les reins. Comme exemple, prenons le copahu ; l'essence de copahu est éliminée par les poumons donnant à l'haleine une odeur caractéristique, tandis que le produit plus fixe, l'acide copahivique, sera éliminé par les urines.

Toujours à propos de cette élimination et pour terminer, je dois rappeler ici la coloration noire des garde-robes des malades qui prennent du fer, et la coloration verte que produisent les sels de mercure.

Le cycle médicamenteux est terminé et il me reste à dire quelques mots sur les associations médicamenteuses. Pour augmenter les effets des médicaments, on peut les associer pour en obtenir, comme on dit, des effets synergiques. On associe les anesthésiques et les analgésiques, le chloroforme à la morphine, par exemple. On associe différents purgatifs pour en obtenir des effets plus actifs ; mais où cette association a donné les résultats les plus positifs et les mieux démontrés, c'est à propos des antiseptiques. Lorsqu'on ajoute à un antiseptique, comme l'acide phénique, un acide qui, par lui-même, est peu antiseptique, comme l'acide tartrique ou l'acide oxalique, on augmente de beaucoup les propriétés antiseptiques du premier.

De l'antagonisme thérapeutique. — Si nous pouvons, par des associations médicamenteuses, augmenter l'action médicatrice, pouvons-nous la diminuer par les mêmes associations, et ceci me conduit à parler de l'antagonisme. On a soutenu que certains médicaments détruisaient les effets d'un autre, par exemple l'atropine détruirait les effets de la morphine. De même la cocaïne s'opposerait aux effets de la morphine.

Au point de vue thérapeutique, comme au point de

vue toxique, l'antagonisme n'existe pas. Les malheureux morphinomanes qui croient diminuer les effets toxiques de la morphine par la cocaïne subissent un double empoisonnement, qui déterminera chez eux des phénomènes délirants, à ce point qu'on peut affirmer que tout morphinomane délirant est un cocaïnomane,

Il en est de même de la morphine et de l'atropine et, lorsque nous associons ces deux médicaments, nous ne détruisons pas leurs effets, mais, au contraire, nous les surajoutons favorablement.

Rosbach et Frœlich ont fait des expériences qui corroborent absolument cette manière de voir, et ils ont établi d'une façon indubitable les deux points suivants : 1° il n'y a pas d'antagonisme régulier entre les effets des deux poisons; 2° l'action réelle de deux poisons ne peut être que paralysante ou excitante.

Mais cependant, pris à un autre point de vue, cet antagonisme me paraît exister. Lorsque, reprenant une vieille expérience de Thénard, on prend un lapin et qu'on le soumet à des inhalations de chloroforme ou d'éther et qu'on lui administre ensuite une dose mortelle de strychnine, tant que l'animal restera plongé dans le sommeil anesthésique les phénomènes de la strychnine ne se produiront pas. Mais, dès que les symptômes anesthésiques auront disparu, l'animal sera foudroyé. Cependant, si l'on peut prolonger le sommeil pendant assez de temps pour que la strychnine soit éliminée, l'animal ne succombera pas.

Le même fait se reproduit pour l'alcool et la strychnine. Amagat avait déjà montré comment l'alcool pouvait être considéré comme un contre-poison des médicaments convulsivants; il en est de même pour le chloral. Mon élève Coudray a, dans sa thèse, démontré que ces lois s'appliquaient à la paraldéhyde et nous avons pu, chez les chiens soumis à l'action de ce médicament, injecter des doses de strychnine dix fois plus fortes que les doses mortelles, sans déterminer la mort de l'animal.

Je me suis servi avec Jaillet, en sens inverse, des mêmes procédés pour faire tolérer aux chiens des quantités considérables d'alcool, et pour cela il me suffisait de leur donner préventivement de la strychnine à haute dose.

On peut donc formuler une loi thérapeutique ainsi conçue : lorsqu'un médicament a produit son action sur les centres nerveux, un autre agissant sur le même point ne peut produire son action. J'ajoute même que l'on peut aller plus loin et dire que, pour qu'un médicament agisse sur les cellules nerveuses où doit porter son action élective, il faut que ces cellules soient saines ; et ceci me conduit à parler de la tolérance et de l'intolérance des médicaments.

Tolérance et intolérance médicamenteuses. — Dans certaines vésanies cérébrales, on remarque une tolérance excessive aux médicaments, et je ne puis citer de meilleur exemple que le traitement par la morphine, que l'on a appliqué à la cure de certaines vésanies cérébrales. Dans ces cas, on administre des doses massives de morphine et on n'hésite pas à en injecter, dès le premier jour, 75 centigrammes et même 1 gramme et cela sans danger.

Dans le delirium tremens, nous pouvons donner des doses colossales de médicaments actifs sans produire d'intoxication, et le docteur Stackler me citait un fait qui montre que peut-être, chez les issus de cérébraux, les mêmes faits se produisent. Chez

un malade dont les ascendants avaient succombé à
des troubles cérébraux, il a été impossible d'amener
l'anesthésie chloroformique.

S'il est des personnes qui tolèrent sans danger
des doses considérables de médicaments, il en est
d'autres qui sont absolument intolérantes, et la
science fourmille d'exemples dans lesquels des doses
infinitésimales ont produit des phénomènes toxiques. On a signalé ces faits pour la morphine, l'atropine et l'aconit. Les hystériques présentent ce double
caractère d'être tolérants pour certains médicaments
et intolérants pour d'autres, de manière qu'il faut
être toujours sur ses gardes quand on fait de la médication active chez ces malades.

Telles sont les indications générales que je vou-
lais fournir sur le médicament. Une fois d'accord
sur ces bases importantes, nous pourrons aborder
maintenant l'art de formuler ; c'est ce que je ferai
dans le chapitre suivant, en parlant des méthodes
dermiques.

CHAPITRE V

De la médication interne, ses divisions.

Dans le chapitre précédent, j'ai exposé l'action médicamenteuse ; ce sont les diverses considérations dans lesquelles je suis entré à ce propos qui vont me permettre de subdiviser les différentes parties du sujet que j'ai à traiter maintenant.

D'une façon générale, on utilise les effets thérapeutiques des médicaments de deux façons ; dans l'une, on ne désire obtenir de la substance employée qu'un effet local, sans que cette substance pénètre dans l'économie : c'est la médication externe. Dans l'autre, au contraire, on veut que cette substance passe dans l'économie pour y déterminer des effets locaux ou généraux : c'est la médication interne. De là ces deux grandes divisions des médicaments en externes et internes. Nous commencerons par ces derniers.

Ici encore, pour mettre plus de clarté dans l'exposition des très nombreux médicaments qui entrent dans cette médication, nous suivrons un ordre basé sur les méthodes que l'on emploie pour faire pénétrer ces médicaments dans l'économie.

Dans le chapitre précédent j'ai montré que l'on pouvait utiliser la peau, les muqueuses et les veines, et chacun de ces procédés peut lui-même admettre un grand nombre de subdivisions.

Pour la peau, nous aurons, selon le point où l'on dépose les médicaments, les méthodes sus-dermiques, dermiques et hypodermiques.

Pour les muqueuses, selon l'organe choisi, nous aurons autant de méthodes différentes; d'abord la grande voie gastro-intestinale, puis la voie pulmonaire. Les méthodes gastro-intestinales se décomposeront elles-mêmes en méthode stomacale proprement dite et en méthode intestinale. Enfin les veines constituent les injections médicamenteuses intraveineuses.

Telles sont, à grands traits, les principales divisions des substances médicamenteuses qui constituent la médication interne.

Je me propose de commencer par les méthodes dermiques.

CHAPITRE VI

Méthodes dermiques (procédés sus-dermiques et dermiques)

Comme je viens de le dire, selon que le médicament sera placé sur l'épiderme ou bien sur le derme dénudé, ou bien enfin dans le tissu cellulaire sous-dermique, nous aurons trois méthodes différentes : les méthodes sus-dermiques, dermiques et hypodermiques.

Méthodes sus-dermiques. — Dans les considérations générales dans lesquelles je suis entré, à propos de l'action médicamenteuse sur la pénétration des médicaments dans l'économie, j'ai montré, par des preuves expérimentales décisives, que la peau, revêtue de son épiderme, n'absorbait pas les substances médicamenteuses à l'état de solutions, bien entendu lorsque l'épiderme est parfaitement intact. De là cette conclusion que tous les bains médicamenteux n'agissent que par leur action locale et rentrent par cela même, dans la médication externe.

J'ai dit cependant que, grâce aux pores nombreux qui s'ouvrent à l'extérieur pour conduire la sueur, certaines substances médicamenteuses pouvaient pénétrer, et c'est ce fait qui a été utilisé en thérapeutique et qui constitue la méthode sus-dermique.

Cette méthode se limite exclusivement pour ainsi dire aux frictions mercurielles. On pourrait peut-être y ajouter la médication calmante par le laudanum et même la possibilité de l'introduction de certaines substances dérivées de la créosote comme le gaïacol. Mais ce sont les frictions mercurielles qui doivent nous occuper ici.

Ces frictions constituent ce que l'on décrit sous le nom de *traitement intensif de la syphilis;* c'est une médication très active, qui permet de faire pénétrer très rapidement le mercure dans l'économie. Elle présente cet inconvénient que, par suite de cette pénétration, il survient rapidement aussi des accidents d'hydrargyrisme, et en particulier de la salivation mercurielle. C'est de l'onguent mercuriel qu'on fait usage.

Je n'ai pas à rappeler ici ce qu'est l'*onguent mercuriel;* cette dissolution de mercure dans l'axonge se fait à deux titres différents: à 50 pour 100, elle constitue l'*onguent mercuriel* proprement dit; et à parties égales, *l'onguent mercuriel double* ou *onguent napolitain.*

La pénétration du mercure dans l'axonge demande une longue préparation. Aussi s'est-on efforcé de chercher un autre véhicule pour faire cette pommade. La découverte de la *lanoline,* qui est un extrait de suint de mouton, et qui, comme je le dirai par la suite à propos des pommades, constitue un excellent excipient des substances médicamenteuses, a permis de faire cette substitution d'une façon avantageuse, et l'on fait aujourd'hui un onguent mercuriel simple et double avec cet excipient.

La pénétration du médicament se faisant surtout à l'orifice des glandes sudoripares, et très probablement soit par la pénétration du mercure métallique à travers les orifices de ces glandes, soit par la transformation en ce point, du mercure en chlorure soluble, c'est dans les points où ces glandes sont le plus abondantes que l'on doit faire les frictions, comme dans l'aisselle, au pli de l'aine, à la plante des pieds.

Elles ont ce très sérieux inconvénient d'être très salissantes, tant pour celui qui pratique la friction que pour celui qui la reçoit, ce qui a amené des perfectionnements. On a d'abord fait des ovules qui permettent de faire la friction sans se salir les doigts; on en sectionne une des extrémités et l'on peut ainsi, sans inconvénient, pratiquer les onctions.

Denis Dumont (de Caen) avait proposé, sous le nom de *chaussettes napolitaines*, une méthode fort ingénieuse qui consistait à enduire des chaussettes de laine d'onguent napolitain que le malade mettait, le soir, en se couchant, ce qui évitait de salir les draps.

Vigier a perfectionné beaucoup cette méthode en faisant des étoffes de laine contenant du sublimé; on peut faire alors des gilets avec cette étoffe, et l'analyse a permis de reconnaître la présence du mercure dans les urines, chez les individus qui en étaient porteurs.

Il est bien entendu que, lorsque l'on pratique ce traitement à l'aide des frictions mercurielles, on examinera avec grand soin la bouche du malade, et si les dents sont en mauvais état on usera de solutions antiseptiques.

Quant aux frictions, elles doivent être répétées deux à trois fois par jour. Je me suis déjà expliqué à propos du médicament sur la pénétration du mercure: par la peau je n'y reviendrai pas, rappelant seulement le rôle de la température qui, en dégageant des vapeurs mercurielles, fait entrer pour une part ce médicament par le poumon.

Méthodes dermiques. — J'ai bien peu de chose à dire de la méthode dermique. Très en usage avant la découverte de la méthode hypodermique, elle est aujourd'hui abandonnée. Je ne la rappellerai donc qu'à titre historique.

Cette méthode consistait à appliquer, sur le derme dénudé par un vésicatoire, des substances médicamenteuses; on faisait même une vésication extemporanée à l'aide de l'ammoniaque. Mais elle avait des inconvénients réels : impossibilité de connaître exactement la dose introduite dans l'économie d'une part, et, de l'autre, irritation locale plus ou moins vive.

Je passe maintenant au point le plus important de cette étude, à la méthode hypodermique.

CHAPITRE VII

Méthodes hypodermiques.

L'idée de la méthode hypodermique est toute française ; elle est due, comme je l'ai déjà dit, à propos du médicament, à un médecin de Saint-Émilion, le docteur Lafargue.

Cette invention ingénieuse eut peu de succès. Il en fut de même de l'idée que Taylor avait eue, en 1839, d'employer la seringue d'Anel pour faire pénétrer, par la méthode hypodermique, les médicaments dans l'économie. J'en dirai tout autant des essais faits dans les laboratoires de physiologie pour tuer les animaux en faisant pénétrer, dans les tissus, avec une seringue, les substances toxiques.

C'est à Wood que revient, en 1856, le véritable honneur d'avoir introduit, dans la pratique, l'usage des injections hypodermiques, que mon maître Béhier fit connaître en France en 1859.

Je ne parle pas, bien entendu, de la tentative que Rynd fit en 1845. Il faisait usage d'un mélange de morphine et de créosote, et c'était pour déterminer une action irritante locale qu'il préconisait cette méthode dans le traitement des névralgies.

Quoi qu'il en soit, depuis les travaux de Wood et de Béhier, les injections hypodermiques se sont perfectionnées de plus en plus, et l'on peut dire qu'elles constituent un des plus grands progrès de la thérapeutique moderne.

Pour mettre de la méthode dans le long exposé dans lequel je vais entrer, je le diviserai en plusieurs paragraphes, dans l'un nous étudierons l'appareil instrumental, dans un autre les solutions employées, dans un troisième le manuel opératoire, et enfin, dans le dernier chapitre, les avantages et les inconvénients des méthodes hypodermiques.

De l'appareil instrumental.

Les appareils destinés à la pratique des injections hypodermiques se divisent en deux groupes : 1° les

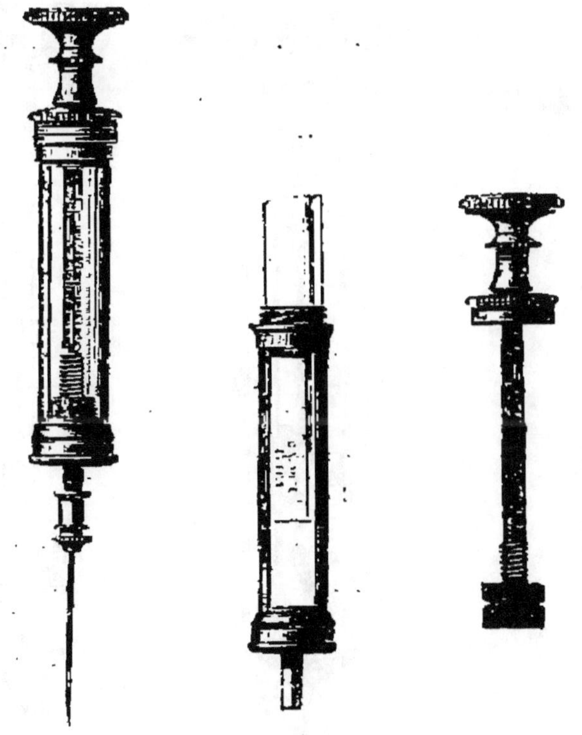

Fig. 1.   Fig. 2.   Fig. 3.
Seringue de Pravaz.   Corps de   Piston.
            pompe.

seringues hypodermiques; 2° les appareils plus ou moins complexes mis en usage pour injecter des liquides sous la peau et qui se divisent eux-mêmes en deux groupes : appareils pour injecter de faibles quantités de liquide, appareils destinés à en injecter des quantités considérables.

Nous commencerons d'abord par l'étude des seringues hypodermiques.

Seringues hypodermiques. — La seringue hypoder-

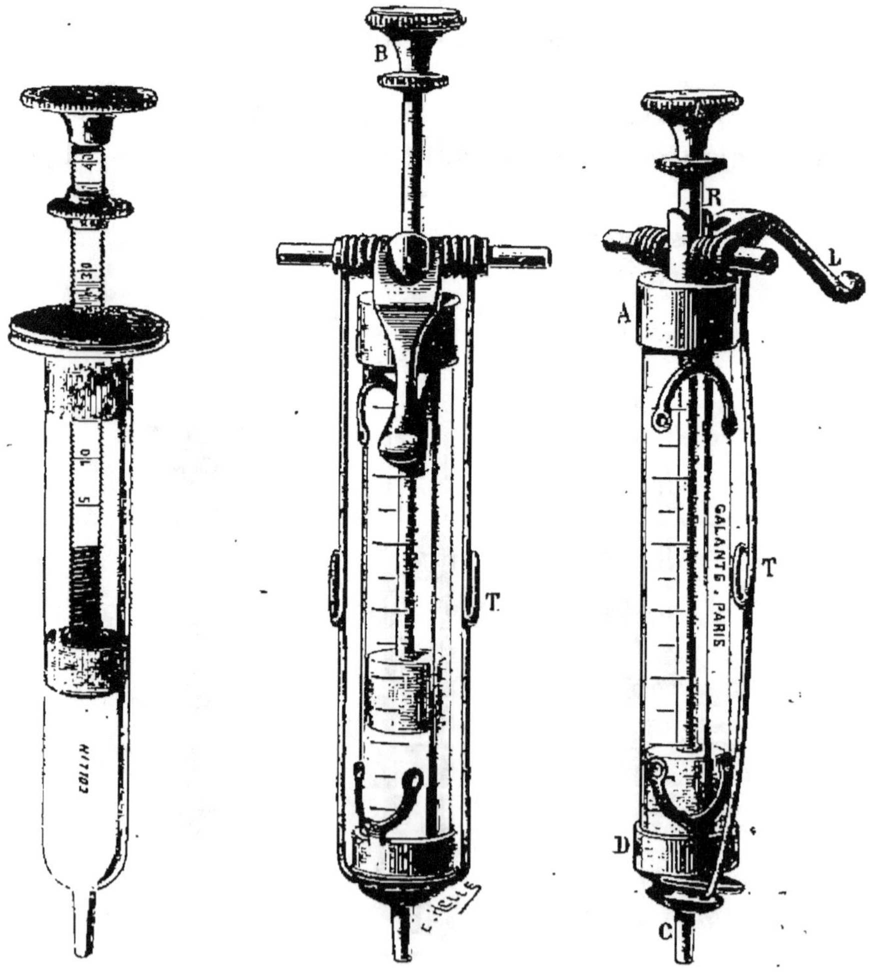

Fig. 4.
Seringue
de Roux.

Fig. 5. — Seringue de Debove.

mique dérivée de celle de Pravaz comporte quatre parties : un corps de pompe, un piston, une armature métallique qui maintient le tout, et enfin une aiguille qui permet de porter le liquide sous la peau (voir fig. 1, 2, 3). Examinons brièvement chacun de ces points. Quelles que soient les formes très variées qu'on a données au corps de pompe, il est constitué presque toujours par un réservoir en verre auquel viennent s'ajouter les parties métalliques. Il faut faire une exception à ce sujet pour la seringue proposée par Roussel dont toutes les parties sont en celluloïd.

Dans la nécessité où l'on se trouve aujourd'hui de rendre aussi aseptiques que possible les instruments dont on fait usage, on s'est efforcé de séparer la partie métallique du corps de pompe et l'on évite ainsi les joints et les substances adhésives qui servent à l'union des pièces. C'est ce qu'a fait Roux (fig. 4) dans la seringue qu'il a proposée, où chacune des parties constituant le corps de pompe peut être séparée; c'est aussi ce qu'a fait Debove (fig. 5) en perfectionnant encore ce mode d'assemblage d'une façon fort ingénieuse, comme on peut le voir par le modèle ci-joint.

La partie la plus délicate de ces seringues, c'est

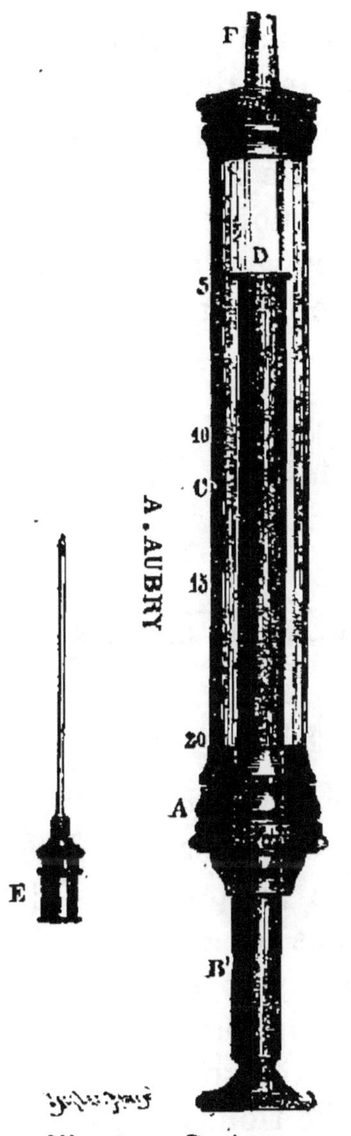

Fig. 6. — Seringue du docteur d'Arsonval.

le piston. Jusqu'à l'époque de l'introduction des méthodes de stérilisation par la chaleur, le piston était en cuir. Cependant d'Arsonval (fig. 6) avait fait déjà une tentative qui consistait, comme on le voit par la figure ci-jointe, en une tige métallique pénétrant dans l'intérieur du corps de pompe et déplaçant une quantité toujours égale de liquide.

Mais l'impossibilité de faire subir au piston en cuir l'action des températures élevées a fait substituer, à cette substance, la moelle de sureau qui a été

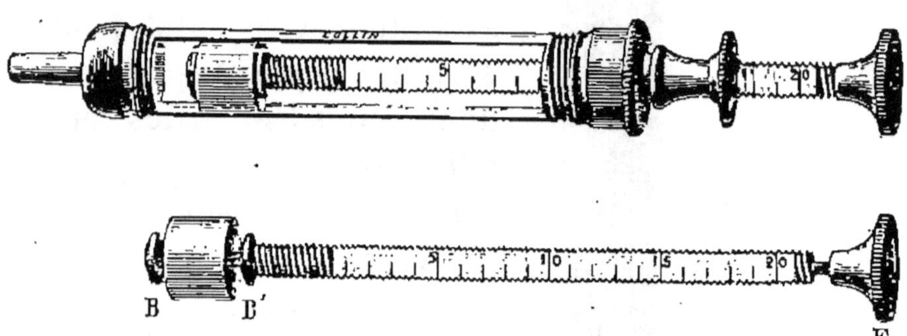

Fig. 7 et 7 *bis*. — Seringue de M. le professeur Strauss.

employée par Roux et par Strauss (voir fig. 7 et 7 *bis*). Répin se sert d'un piston en cellulose vulcanisée.

Il faut reconnaître que c'est là un point des plus faibles de ces nouvelles seringues, et quand on est forcé de faire de très nombreuses injections en stérilisant l'instrument à chaque opération, ces pistons en moelle de sureau et en cellulose sont rapidement hors d'usage. Aussi cherche-t-on, par tous les moyens possibles, à remplacer le cuir par une substance moins altérable que la moelle de sureau, et l'on pense avoir trouvé la solution du problème par l'emploi de pistons en amiante.

L'aiguille qui termine chaque seringue a subi aussi des perfectionnements; d'abord on a supprimé le pas de vis qui existait autrefois aux seringues hypodermiques pour fixer l'aiguille au corps de pompe. Aujourd'hui c'est par frottement que se fait cette jonction. Mais la modification la plus importante est dans le métal dont on fait aujourd'hui usage pour ces seringues. Le flambage des aiguilles à la lampe à alcool, lors de chaque piqûre, entraînant promptement l'altération de l'acier, il en résultait que ces aiguilles étaient rapidement hors de service. Debove a alors conseillé l'emploi du platine iridié qui conserve sa résistance quoique soumis à des températures élevées.

Quant à la longueur des aiguilles, elle est très variable; certains fabricants les font exclusivement très longues ou très courtes. Je crois que, dans chaque trousse, il faudrait une aiguille longue et une aiguille courte, l'aiguille courte servant aux injections habituelles, l'aiguille longue, au contraire, ayant d'autres usages, celui, par exemple, de pénétrer dans les parties profondes des tissus, ou bien d'aller chercher dans les cavités le liquide qui y est contenu. Ces injections exploratrices nous rendent journellement de grands services pour le diagnostic des épanchements thoraciques. On a aussi recouvert les aiguilles d'un étui qui les protège du contact extérieur (fig. 8.)

La contenance des seringues hypodermiques est très variable; le plus ordinairement elles contiennent 1 centimètre cube de liquide; d'autres contiennent 2, 3, jusqu'à 5 centimètres cubes.

En présence du développement que prennent aujourd'hui les injections de liquides organiques qui se font à la dose de 2 centimètres cubes d'une part, et de l'autre des injections de créosote qui se pratiquent à une dose assez élevée, je crois qu'il y aurait intérêt à ce que nos seringues hypodermiques fussent d'une contenance minima de 2 et même de 4 centimètres cubes.

Quant au dosage de ces instruments, il est toujours défectueux et il ne faut pas se guider sur la graduation placée sur la seringue pour avoir une donnée précise sur la quantité de liquide injecté. Si l'on veut faire

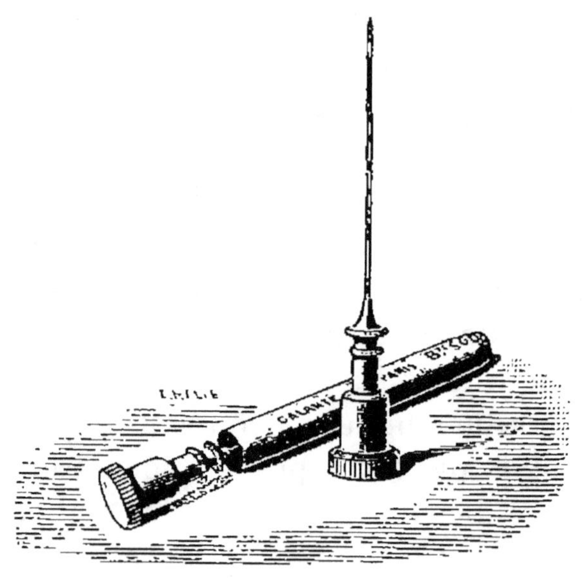

Fig. 8. — Étui à aiguilles.

les choses d'une façon exacte, il faut opérer de la façon suivante : peser la seringue remplie à un certain niveau, puis faire avancer le piston d'un certain nombre de divisions ; repeser de nouveau l'instrument et diviser la différence du poids par le nombre de divisions dont on a fait avancer le piston ; on a ainsi la quantité de liquide injecté par division.

D'ailleurs ces divisions sont très variables ; les unes sont placées sur les parois latérales de la tige du piston ; les autres constituent un pas de vis sur ce même piston. Mais, je le répète, il n'y a rien de précis dans ces divisions et je passe à l'étude des autres appareils destinés à pratiquer les injections.

Appareils à injections sous-cutanées. — Ces appareils se divisent en deux groupes : appareils pour injection d'une faible quantité de liquide, et appareils pour injection d'une grande quantité.

Petits appareils. — Comme nous l'avons vu à propos des seringues hypodermiques, l'un des points les

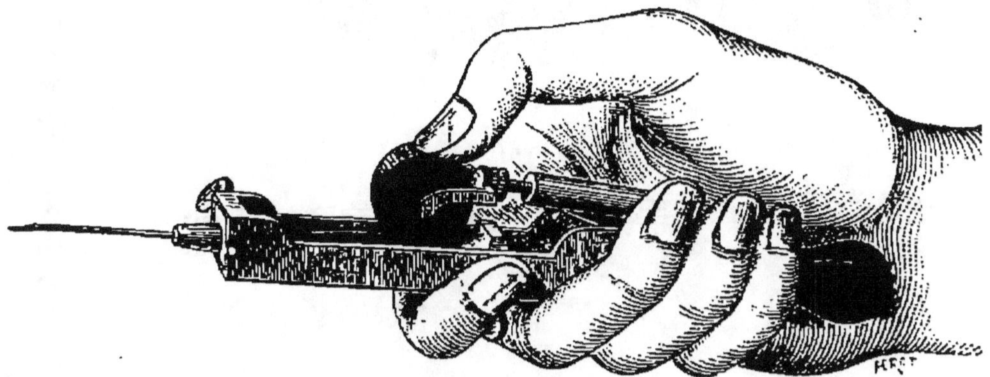

Fig. 9. — Deuxième modèle de Chamberland.

plus défectueux est, à coup sûr, le piston, lorsqu'on veut aseptiser par la chaleur ces instruments.

On a donc construit des seringues sans piston. Une des premières a été faite par Chamberland, qui, pour pratiquer ses injections contre le charbon, se servait d'un appareil dont je montre le modèle (fig. 9), où la projection du liquide se faisait à l'aide d'un rouleau extérieur comprimant un corps de pompe en caoutchouc flexible.

Ici la présence du corps de pompe en caoutchouc rendant l'instrument non stérilisable par la chaleur, on a pensé à l'air comme propulseur du liquide, et c'était sur cette base qu'était construite la seringue dont se servait Koch pour ses injections de tuberculine.

On reproche souvent à cette propulsion par l'air de ne pas avoir une force suffisante pour faire passer le liquide à travers des aiguilles extrêmement fines.

C'est le même procédé dont se sert Barthélemy

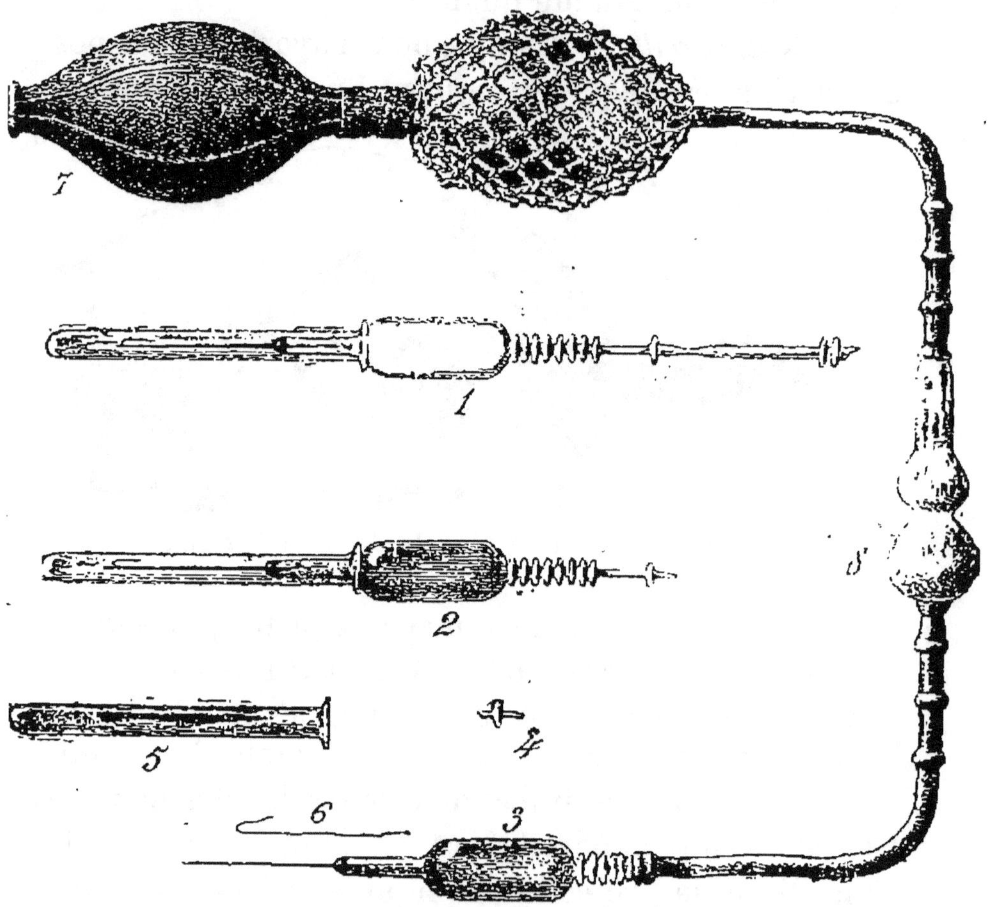

Fig. 10. — Appareil Barthélemy.

qui paraît avoir résolu le problème des injections absolument aseptiques ; c'est l'ampoule même qui contient la solution, ampoule fermée à la lampe et munie d'une aiguille contenue dans une enveloppe de verre, qui sert de corps de pompe (fig. 10 [1,2,4,5]), et lorsqu'on veut faire usage de l'instrument, on

brise l'extrémité de l'ampoule scellée à la lampe
vers la partie supérieure, et l'on adapte à la partie
qui reste l'extrémité d'un tube en caoutchouc corres-
pondant à un réservoir d'air. La pression de ce réservoir (7) chasse le liquide de l'ampoule dans la
canule et de là sous la peau. Du coton antiseptique
purifie l'air qui pénètre dans l'appareil.

D'ailleurs, le modèle représenté dans la figure ci-

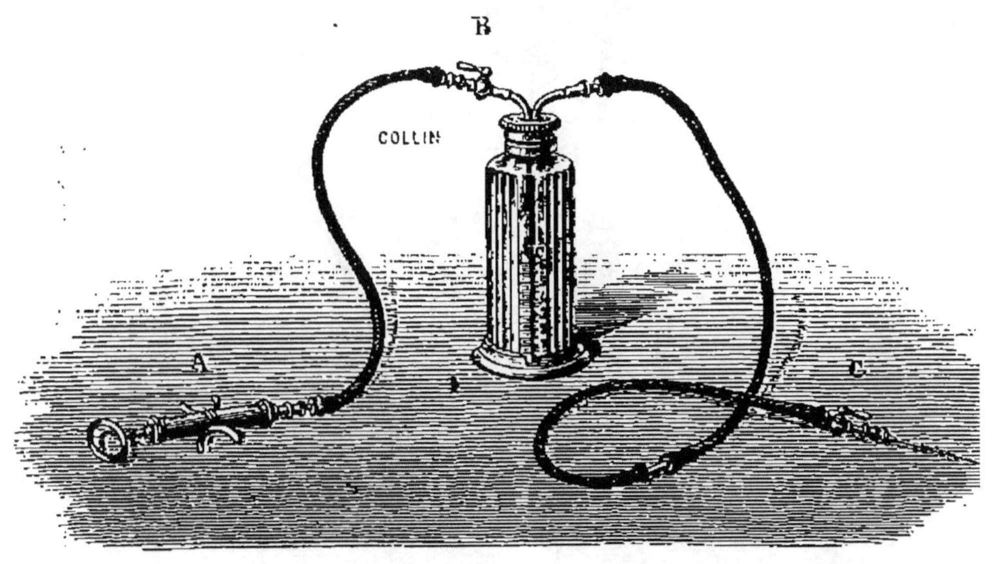

Fig. 11. — Premier appareil de Gimbert.

jointe (fig.10), montre beaucoup mieux que je ne saurais le faire le dispositif de cet ingénieux appareil.
Malheureusement, il est peu pratique et il est coûteux, puisque, pour chaque injection, il réclame une
ampoule spéciale munie de son aiguille.

Grands appareils. — Les grands appareils sont
destinés presque exclusivement aux injections hypodermiques d'huile créosotée, selon la méthode de
Gimbert ou celle de Burlureaux. Ces injections peuvent atteindre des quantités considérables, plus de

200 grammes par jour. Le plus ordinairement cependant c'est 15 grammes que l'on injecte.

Gimbert a proposé un premier instrument dont
pendant longtemps on s'est servi presque exclusive

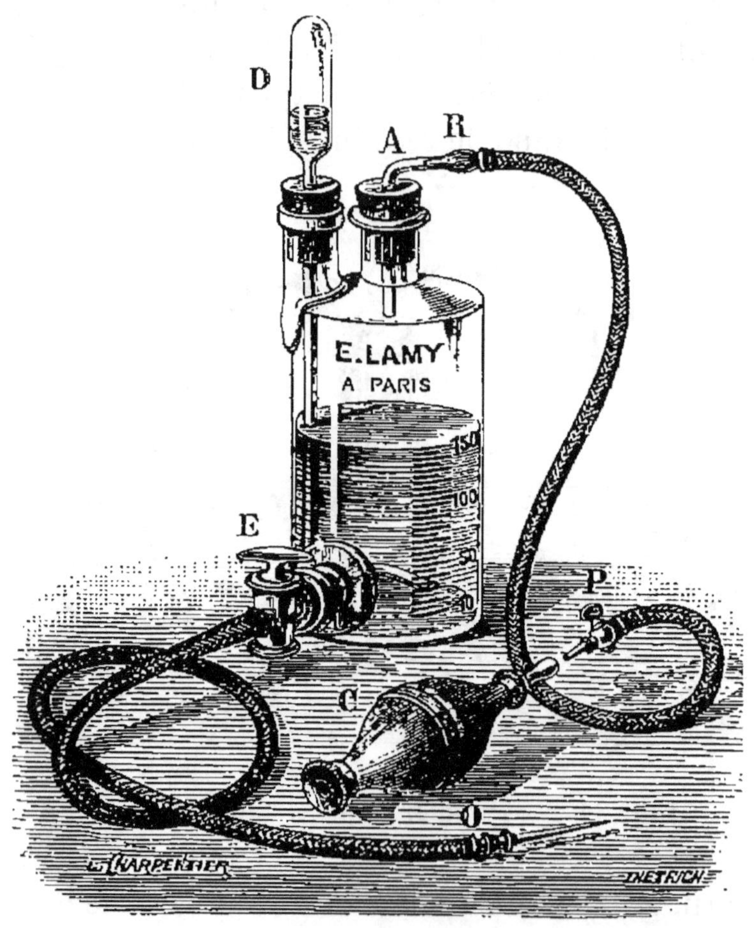

Fig. 12. — Appareil n° 1, simple, de M. Burlureaux.

ment (fig. 11). Il se compose d'un flacon gradué,
muni de deux tubulures ; l'une correspond à l'aide
d'un tube en caoutchouc, à l'appareil compresseur
qui est une seringue métallique qui amène l'air à la
surface du liquide : l'autre correspond à la canule qui
pénètre sous la peau à l'aide aussi d'un tube mobile.

L'inconvénient de cet appareil était la difficulté de le tenir proprement à cause du jeu des robinets qui sont très nombreux. Aussi Gimbert recommande-t-il

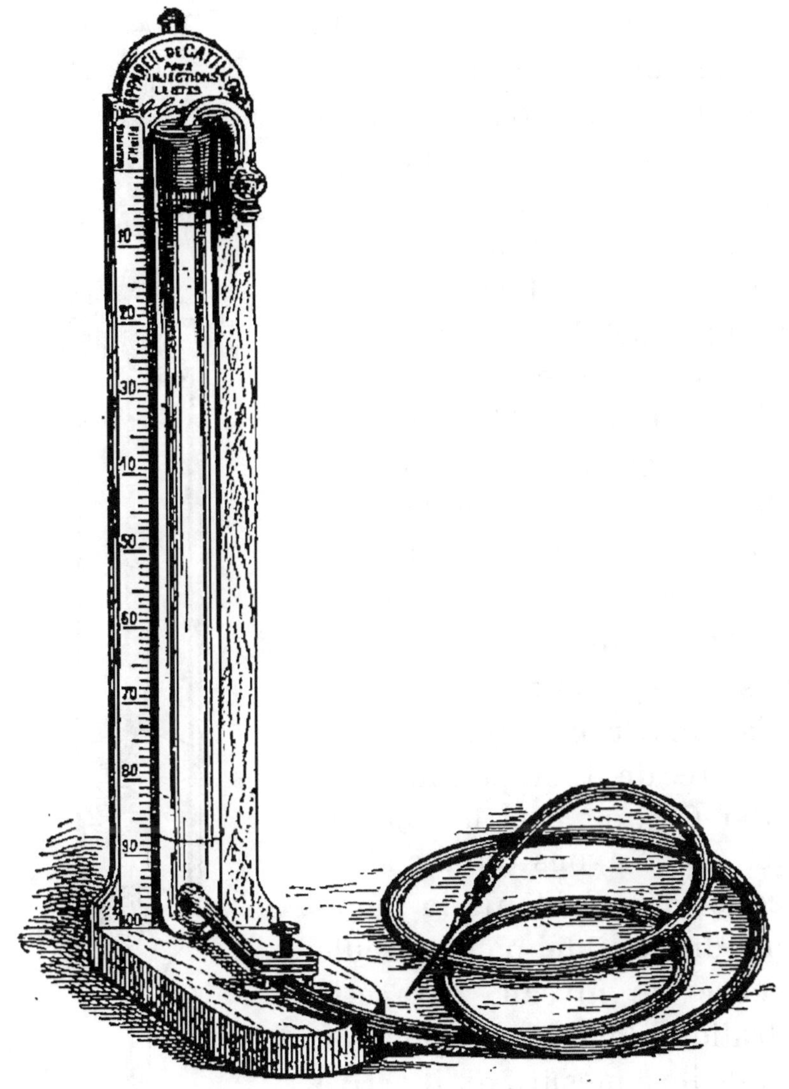

Fig. 13.— Appareil Catillon.

toujours, avant de pratiquer l'injection, de vérifier si le liquide qui sort par l'aiguille est absolument pur.

Burlureaux se sert d'un appareil à peu près

identique, mais beaucoup plus simple (fig. 12). C'est toujours un réservoir en verre, gradué; mais la pression est ici obtenue par une poire en caoutchouc. Il n'existe pas d'armature métallique, et un manomètre permet de maintenir la pression constante dans l'appareil. Dans un autre modèle, construit sur le même principe, la pression est déterminée par une pompe métallique placée sur la partie supérieure du réservoir.

Catillon, de son côté, a proposé quelque chose de beaucoup plus simple. C'est un réservoir de verre gradué (fig. 13); par la hauteur où l'on place ce réservoir se fait la pénétration du liquide.

Dans de très nombreux essais que j'ai faits à ce sujet dans le laboratoire de thérapeutique de l'hôpital Cochin avec le docteur Bardet, nous avons dû abandonner cette idée d'obtenir la pénétration du liquide par la seule différence de niveau, car cette pénétration devient de plus en plus difficile à mesure qu'il arrive dans le tissu, et c'est justement à ce moment que le liquide, en s'abaissant dans le réservoir, détermine une pression de moins en moins forte.

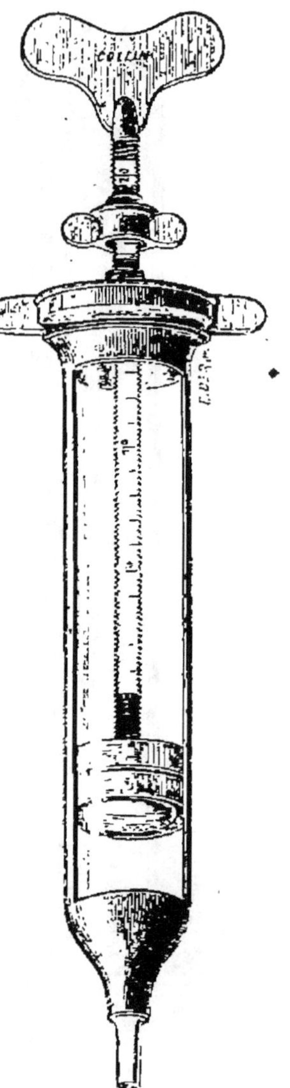

Fig. 14. — Seringue de Gimbert.

En résumé, pour de grandes injections, le mieux serait d'avoir une seringue de dimension moyenne, contenant de 15 à 20 grammes de liquide, et dont le piston ne pourrait s'abaisser qu'avec une extrême lenteur pour éviter que l'on introduise trop brusquement une quantité considérable du liquide dans les tissus. C'est la seringue aujourd'hui adoptée par Gimbert (fig. 14).

Lorsque cette dose de 15 à 20 grammes de solution doit être dépassée, c'est l'appareil Burlureaux qui présente le plus d'avantages.

Maintenant que nous connaissons les appareils qui servent à pratiquer la méthode hypodermique, avant d'étudier le manuel opératoire, je vais passer rapidement en revue les solutions dont on fait usage dans cette méthode.

Des solutions hypodermiques.

Les solutions hypodermiques sont extrêmement nombreuses ; on s'est efforcé, vu les avantages de la méthode, d'y introduire tous ou presque tous les médicaments, et nous aurons à étudier, dans deux chapitres distincts, les véhicules destinés à recevoir le médicament actif, puis les médicaments actifs eux-mêmes.

Du véhicule.

Ce que l'on a surtout cherché dans le véhicule des solutions hypodermiques, ce sont les trois points suivants : 1° solubilité du corps actif dans le liquide ; 2° non-altérabilité de ce liquide ; 3° solution aussi concentrée que possible.

Considérés d'une façon générale, les véhicules se divisent en deux groupes : les véhicules liquides et les véhicules solides.

Véhicules liquides. — A. *Eau*. — C'est, bien entendu, l'eau dont on a fait le plus souvent usage ; mais il est un grand nombre de substances alcaloïdiques qui, en solution dans l'eau, fournissent des terrains de culture favorables au développement d'organismes qui altèrent rapidement ces solutions. Nous verrons plus loin les dangers qu'il y a à se servir de ces liquides altérés.

Aussi a-t-on remédié à cet inconvénient par deux

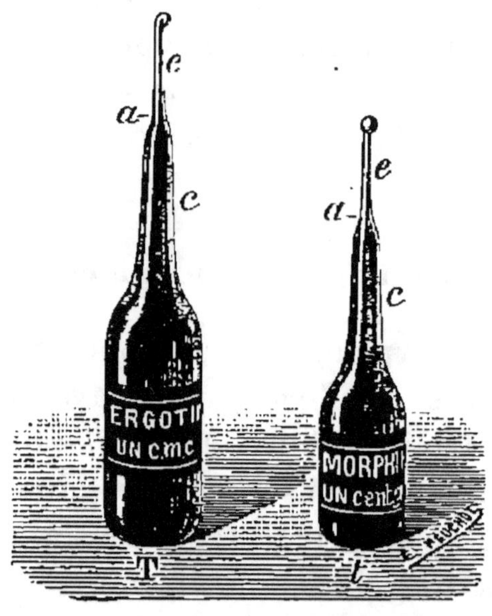

Fig. 15. — Ampoules stérilisées de Duflocq et Berlioz.

ordres de procédés ; on a cherché des solutions inaltérables d'une part, d'autre part on les a placées dans un milieu inaltérable.

Pour les solutions inaltérables, on s'est servi d'eau de laurier-cerise qui, par l'acide cyanhydrique qu'elle renferme, empêche les produits de fermentation de se développer, ou bien encore l'eau d'ulmaire qui a le même effet, grâce à l'acide salicylique ; enfin on a préconisé l'eau bouillie, ou bien encore l'eau stérilisée.

Mais, lorsque ces solutions sont contenues dans des flacons que l'on ouvre fréquemment à l'air libre, elles perdent leur stérilité et s'altèrent rapidement, surtout lorsqu'elles sont constituées par des liquides organiques comme dans la méthode de Brown-Séquard.

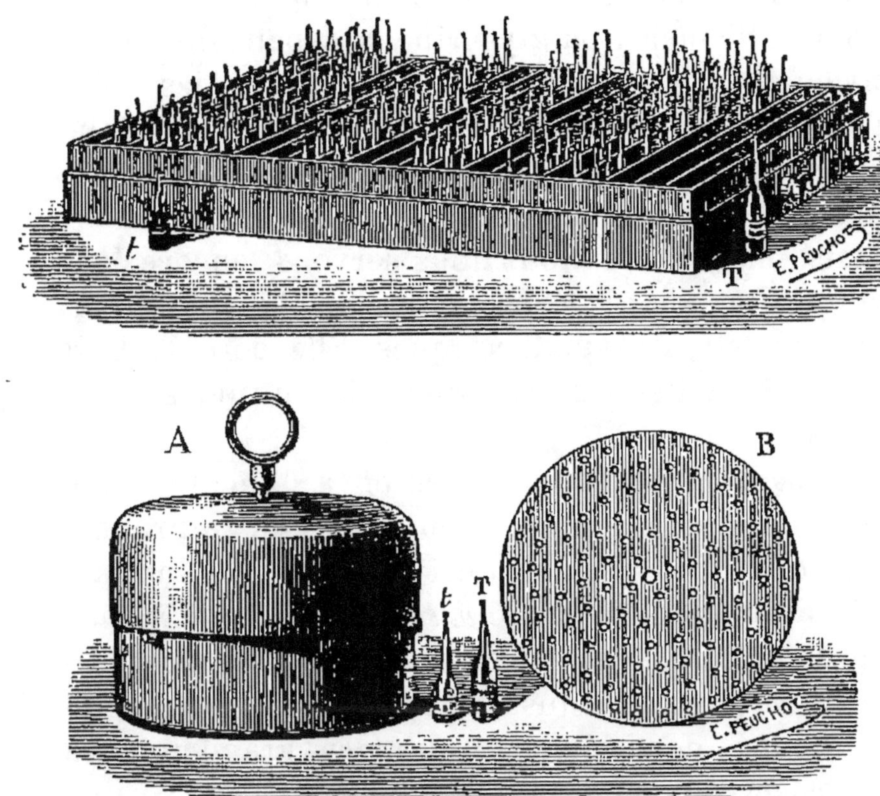

Fig. 16. — Ampoules stérilisées de Duflocq et Berlioz.

Aussi Limousin avait-il proposé de placer ces solutions dans des ampoules fermées à la lampe, ampoules que l'on ouvre au moment de s'en servir et qu'on ne peut utiliser ainsi que pour une seule injection. Cette méthode a été adoptée pour la pratique des injections des liquides organiques qui réclament une stérilisation complète.

Duflocq et Berlioz ont repris cette idée en la perfectionnant et ils ont fait des ampoules stérilisées à l'autoclave, qui sont rendues absolument stériles par la chaleur (Voir fig. 15 et 16).

B. *Glycérine*. — La glycérine a été très souvent employée comme véhicule, et cela pour la raison que certaines substances peu solubles dans l'eau s'y dissolvent facilement. La glycérine a cependant un inconvénient: c'est que, quels que soient les soins qu'on mette à la préparer, elle n'est jamais absolument neutre, et sa présence dans les tissus y développe une certaine irritation.

Mais, malgré cela, nous nous servons encore dans bien des cas de glycérine comme véhicule de certaines injections hypodermiques. Elle sert de base exclusive à toutes les injections des liquides organiques.

C. *Vaseline*. — Pour remédier à l'inconvénient que je viens de signaler, Albin Meunier a proposé de se servir d'un produit dérivé de la vaseline, auquel j'ai donné le nom de *vaseline liquide médicinale*. Ce produit dérivé des pétroles, d'où le nom de *pétroléine liquide* qui lui a aussi été attribué, est absolument neutre, non irritant, et un très grand nombre de substances peu ou pas solubles dans l'eau s'y dissolvent facilement, ce qui fit que ce nouveau véhicule fut accueilli avec empressement.

Seulement, sa constitution absolument minérale en fait un corps difficilement absorbable par l'économie; aussi, lui a-t-on substitué les huiles végétales ou animales.

D. *Huiles*. — C'est Roussel qui s'est montré l'un des premiers partisans de l'emploi des huiles dans la pratique hypodermique; elles ont cet avantage d'être absorbées par l'économie et de subir dans les tissus une véritable digestion. Il faut, bien entendu, que ces injections ne dépassent pas certaines doses, car l'huile constitue alors, comme l'a montré mon élève le docteur Touvenaint, de véritables corps étrangers qui pénètrent dans le torrent circulatoire et y forment des éléments emboliques (1).

Ces huiles, qu'elles soient végétales ou animales, huile d'olives, huile de pied de bœuf, etc., subissent des fermentations qui les altèrent. Aussi, pour éviter cet inconvénient, a-t-on recommandé de ne se servir que d'huile stérilisée. Lorsque l'on doit introduire de grandes quantités d'huile, comme dans la méthode de Burlureaux, il faut même aller plus loin, et outre la stérilisation, il faut débarrasser l'huile d'olives de l'acide oléique en l'agitant avec de l'alcool.

C'est le plus ordinairement l'huile d'olives vierge stérilisée et dépourvue d'acide oléique dont on fait usage; mais on a aussi proposé l'huile de pied de bœuf.

E. *Alcool et éther*. — Aux véhicules dont je viens de parler, il faut ajouter l'éther et l'alcool qui servent aussi de dissolvants à certaines substances médicamenteuses. L'éther même constitue une injection qui a été très employée pour relever les forces; ces injections sont toujours irritantes, surtout celles faites avec de l'alcool.

Véhicules solides. — Il y a bien des années, le professeur Rosenthal (d'Erlangen) avait proposé de faire des médicaments comprimés de manière à les réduire à un volume faible qui permettrait leur absorption facile, et, lorsque je parlerai des divers

(1) Touvenaint, *Série d'expériences sur les injections sous-cutanées d'huiles simples* (*Bulletin de thérapeutique*, t. CXXII, 1892, p. 136).

procédés pour faciliter l'administration des médicaments, je reviendrai longuement sur ce point. Je
ne veux en retenir que ce fait: c'est que l'on a usé de
méthodes analogues pour constituer des lentilles
plus ou moins volumineuses auxquelles on a donné
les noms de *tabloïdes*, *discoïdes*, etc., qui, se dissolvant plus ou moins rapidement dans une quantité
donnée d'eau, fournissent, pour ainsi dire, extemporanément, une solution hypodermique. Cette méthode, qui a pris beaucoup d'extension en Angleterre, est aujourd'hui adoptée aussi en France, et
plusieurs grandes maisons de droguerie se livrent à
cette fabrication qui complète fort heureusement la
méthode hypodermique.

Renfermés dans des petits tubes de verres, ces discoïdes qui sont d'un tout petit volume, peuvent être
placés en grand nomb e dans la même boîte qui contient la seringue, et le médecin a ainsi sous la main les
principaux médicaments dont il peut faire usage par
la voie hypodermique. Si 'ajoute que ces lentilles
sont inaltérables et se conservent presque indéfiniment, j'aurai montré les grands avantages de cette
nouvelle forme médicamenteuse.

Il est un autre véhicule qui a aussi été vanté, c'est
la gélatine. C'est Almen (d'Upsal) qui, en 1870, a
conseillé le premier son emploi. Pietro de Cian (de
Venise) en 1873, a donné une forme pratique au procédé dit *suédois*. Ce sont des plaques de gélatine
divisées en petits carrés, et chacun de ces carrés renferme une dose donnée de substance médicamenteuse. On fait dissoudre dans l'eau un de ces petits
carrés gélatineux, et on obtient une solution à un
titre donné.

Le procédé suédois a été abandonné et a été remplacé par les discoïdes dont je viens de parler, et cela pour les raisons suivantes : d'abord parce que ces tablettes de gélatine s'altèrent, puis parce que leur dissolution est beauconp plus lente et plus difficile que celle des tabloïdes.

Principes actifs

Les principes actifs qui sont employés dans les médications hypodermiques sont en très grand nombre, et, pour mettre un peu d'ordre dans cette longue énumération, j'étudierai successivement dans des chapitres séparés d'abord les produits alcaloïdiques, puis les extraits : dans un troisième chapitre, les dérivés des hydrocarbures, tels que la créosote, l'eucalyptol, etc. Un quatrième chapitre sera consacré aux corps insolubles, métalliques ou autres ; enfin, dans un dernier groupe, nous placerons les liquides organiques, et je terminerai en disant quelques mots sur les injections substitutives proposées par Luton (de Reims).

A. DES PRODUITS ALCALOÏDIQUES. — Ce sont de beaucoup les plus nombreux, et l'on s'est toujours efforcé de trouver, dans les végétaux, le principe actif et de l'utiliser dans la méthode hypodermique sous une forme soluble.

Nous suivrons ici l'ordre suivant : d'abord les alcaloïdes proprement dits ; puis les anhydrides qui constituent une série intermédiaire entre les alcaloïdes et les glucosides, ensuite les glucosides et enfin les substances alcaloïdiques par synthèse qui comprennent plusieurs médicaments rangés aujourd'hui dans le groupe des analgésiques antithermiques.

a. Alcaloïdes. — Un très grand nombre d'alcaloïdes,

si ce n'est tous ont été employés par la méthode hypodermique; je ne puis ici les citer tous, l'étendue de ce volume n'y pourrait suffire. Je n'indiquerai que les plus importants et que ceux qui sont entrés dans notre pratique courante, et, à propos de chacun, je donnerai la formule qui me paraît le mieux applicable.

Pour ceux qui voudraient approfondir ce sujet, je les renverrai aux formulaires spéciaux consacrés à la méthode hypodermique et en particulier à celui de Bricon et Bourneville, au formulaire de l'hypodermie de Cancalon et Morange et enfin à notre formulaire Dujardin-Beaumetz et Yvon.

Je rappellerai ici tout d'abord que c'est avec ces alcaloïdes qu'a débuté la méthode hypodermique. Wood avait proposé l'atropine et c'est avec cet alcaloïde qu'il fit ses premières injections; la susceptibilité excessive de certains malades à ces sels d'atropine ayant entraîné des accidents graves et même mortels, on a abandonné l'atropine pour la morphine, et c'est par elle que je commencerai tout d'abord.

Morphine. — C'est la substance la plus employée. Les solutions de morphine s'altèrent rapidement et des muscidinées s'y développent. Ces altérations de la solution modifient la morphine elle-même, comme l'a montré mon chef de laboratoire, le docteur Bardet, et il se fait de l'apomorphine, d'où des accidents de vomissements et d'intolérance qui peuvent se produire à la suite d'injections de ces solutions altérées.

Cette production d'apomorphine se fait même à l'abri de l'air et, chose encore plus étrange, dans les ampoules fermées à la lampe. Mais il est facile de reconnaître la production de cette altération en examinant le liquide qui prend une teinte jaunâtre et contient un dépôt d'apomorphine.

La solution dont on fait le plus souvent usage est la solution au centième :

Chlorhydrate de morphine....	dix centigrammes
Eau bouillie................	10 grammes

Il est d'usage, chez les personnes qui usent, pour la première fois, des injections de morphine, de ne faire au début que des injections de 5 milligrammes, c'est-à-dire une demi-seringue. En effet, ces premières piqûres entraînent très fréquemment des vomissements. Quant aux malades habitués à la morphine, ils peuvent prendre des doses colossales et atteindre, puis dépasser 1 gramme par jour.

Je ne puis ici faire l'histoire de la morphinomanie, Mais, cependant, sans insister longuement sur les dangers de la morphine, dangers dont je parlerai à propos des avantages et des inconvénients des injections hypodermiques, je tiens cependant à dire qu'il ne faut jamais laisser un malade pratiquer lui-même ces injections hypodermiques, et cela pour la raison suivante : c'est que nous en sommes à douter aujourd'hui de la guérison de la morphinomanie, et j'entends par le mot *guérison* les faits dans lesquels le malade, au bout d'un laps de temps plus ou moins long, ne reprend pas l'habitude de la morphine. J'ajoute que tout malade qui dispose librement de ces injections morphiniques devient fatalement morphinomane.

Il faut donc réserver les piqûres de morphine pour des cas absolument exceptionnels et songer toujours aux accidents qui suivront si la morphine doit être continuée. Lorsqu'on aura décidé l'emploi de ces injections de morphine, il faut que le médecin seul pratique ces injections et on évitera surtout de les pratiquer tous les jours.

Pour diminuer les accidents du morphinisme, on a proposé d'associer la morphine à l'atropine et à la cocaïne.

L'association à l'atropine est une chose excellente, surtout lorsqu'on ne doit pas prolonger la médication ; l'atropine combat et les vomissements et la paresse intestinale déterminés par la morphine ; elle combat aussi le spasme qui se produit dans les coliques hépatiques ou néphrétiques.

Voici comment il faut formuler ces injections :

```
Chlorhydrate de morphine....   dix centigrammes
Sulfate neutre d'atropine.....  dix milligrammes
Eau bouillie.................   20 grammes
```

Chaque centimètre cube de cette solution contient un demi-centigramme de morphine et un demi-milligramme d'atropine. On injecte 1 centimètre cube de la solution.

L'association de la cocaïne, au contraire, est des plus dangereuses. Basée sur une explication hypothétique qui veut que la cocaïne diminue la congestion cérébrale produite par la morphine, la cocaïne augmente les propriétés toxiques de la morphine et amène, au bout d'un laps de temps plus ou moins long, des troubles délirants, et cela à ce point que l'on peut dire que la folie, chez les morphinomanes, survient toujours chez ceux qui usent de la cocaïne, et qui sont en même temps cocaïnomanes et morphinomanes.

Atropine. — C'est avec les injections d'atropine que Wood a inauguré la médication hypodermique en 1855, et lorsqu'en 1859 mon maître Béhier fit connaître la pratique du médecin anglais, c'est l'atropine aussi qu'il conseilla; mais les accidents qui se produisirent sous l'influence de ces injections les firent abandonner, et comme sédatif de la douleur ce fut la morphine qui fut universellement adoptée. On n'est pas revenu sur cette proscription, et ce n'est que dans des cas exceptionnels qu'on emploie les injections sous-cutanées d'atropine. En tout cas, il faut employer des doses très minimes, d'un demi-milligramme, et cela parce que certains individus présentent une susceptibilité très grande à l'atropine, qui produit même, à des doses extrêmement minimes, du délire actif qui effraye beaucoup l'entourage du malade.

C'est du sulfate neutre d'atropine dont on se sert; il est très soluble.

Cocaïne. — Les injections sous-cutanées de cocaïne sont surtout employées à titre d'anesthésique local; cependant nous avons vu qu'on les avait utilisées pour combattre les effets congestifs de la morphine; c'est là, comme je viens de le dire, une erreur. Mais comme anesthésique local, la cocaïne rend d'immenses services et permet de faire toute la petite chirurgie et même une partie de la grande chirurgie sans douleur et sans recourir à l'anesthésie chloroformique, et parmi nos chirurgiens c'est Reclus qui a été le plus actif propagateur de l'emploi de la cocaïne.

Seulement, les discussions qui se sont élevées à la Société de chirurgie à ce propos ont montré qu'il fallait être prudent dans l'emploi de ce moyen, et si l'anesthésie chloroformique a sa table mortuaire malheureusement trop nombreuse, il y a eu aussi des cas de mort à la suite des injections sous-cutanées de cocaïne.

C'est le chlorhydrate de cocaïne dont on se sert, et l'on fait une solution à 2 pour 100 ainsi formulée :

> Chlorhydrate de cocaïne.... vingt centigrammes
> Eau bouillie,.............. 10 grammes

On injecte une seringue entière de la solution en fractionnant les doses de manière à les étendre dans toute la région que le bistouri doit atteindre. Je conseillerai de ne pas dépasser la dose de 10 centigrammes et de maintenir le malade couché, la position verticale déterminant des vertiges et des syncopes.

Quinine. — La quinine est un des médicaments dont on s'est le plus occupé au point de vue hypodermique. La condition d'agir rapidement et sûrement, d'une part, et, d'autre part, la nécessité d'éviter les désordres que détermine souvent, du côté du tube digestif, l'emploi du sulfate de quinine par la bouche, faisaient préconiser cette méthode qui a été employée pour la première fois par un médecin de Smyrne, William Schachaud, en 1862. En France, c'est Pihan du Feillay qui a utilisé pour la première fois, en 1865, cette méthode.

On a d'abord employé le sulfate de quinine que l'on dissolvait dans de l'eau de Rabel ou dans une solution tartrique. Gubler se servit du bromhydrate de quinine. Saillard proposa le sulforicinate de quinine, puis on utilisa le chlorhydrate de quinine, et dans l'important travail qu'ont publié de Beurmann et Villejean sur les injections hypodermiques de quinine, c'est ce sel qu'ils ont adopté (1).

(1) DE BEURMANN et VILLEJEAN, *Des injections hypodermiques.*

Le chlorhydrate qu'il indiquent est le chlorhydrate neutre, que les anciens décrivaient sous le nom de *chlorhydrate acide*. Ce sel se dissout dans deux tiers de son poids d'eau à la température ordinaire. Lorsqu'il n'existe pas de chlorhydrate neutre, on pourra utiliser le chlorhydrate basique, en mélangeant, à parties égales, ce chlorhydrate basique avec un poids égal d'acide chlorhydrique pur.

Voici comment formuler une injection de chlorhydrate de quinine :

```
Chlorhydrate neutre de quinine.......... 10 gr.
Eau bouillie et stérilisée............... 20
```

Chaque seringue contiendra 50 centigrammes de sel de quinine.

Lorsqu'on se sert du chlorhydrate basique, la solubilité est beaucoup moins grande, et voici les formules que l'on trouve dans les formulaires des hôpitaux militaires français :

```
Chlorhydrate basique de quinine......... 1 gr.
Eau distillée........................... 14
Eau de laurier-cerise................... 4
```

Faire dissoudre à une douce chaleur et filtrer.
Ou bien :

```
Chlorhydrate basique de quinine.......... 1 gr.
Alcool à 60°............................. 3
Eau distillée........................... 6
```

Un centimètre cube de la première solution renferme environ 5 centigrammes par seringue de sel, et il faut 9 seringues et demie pour obtenir 50 centigrammes ; la deuxième solution contient 10 centigrammes de chlorhydrate de quinine par centimètre *de quinine* (*Bulletin de thérapeutique*, 1888, t. CXIV, p. 193 et 261).

cube et 5 seringues suffisent donc pour faire 50 centigrammes. Ainsi donc, je rappellerai que, dans la
prescription des injections sous-cutanées de quinine,
il faut spécifier le chlorhydrate neutre de quinine
que nos pères appelaient autrefois *chlorhydrate acide*,
et qu'il ne faut pas confondre avec le chlorhydrate
basique beaucoup moins soluble.

Strychnine. — C'est le sulfate de strychnine dont on
fait usage, il constitue la combinaison de cet alcaloïde la plus soluble puisqu'il ne faut que dix parties
d'eau pour la dissoudre.

On peut faire usage de la solution suivante :

<pre>
    Sulfate de strychnine...............   50 centigr.
    Eau distillée........... ....   100 gr.
</pre>

Vingt gouttes de cette solution représentent cinq
milligrammes de principe actif. Il est d'usage de
commencer par dix gouttes et d'atteindre gra-
duellement vingt gouttes.

B. DES ANHYDRIDES. — Les anhydrides sont des alcaloïdes qui ne sont solubles que dans certaines solutions salines ; un de ces corps est surtout très employé
en injections sous-cutanées : c'est la caféine.

Caféine. — Tanret a montré le premier que s'il
n'existait pas de sel de caféine soluble, ce corps
pouvait se dissoudre facilement dans des solutions
de benzoate ou de salicylate de soude. C'est la
solution de benzoate de soude qui a été préférée,
et cela parce qu'on redoute toujours les effets de
l'acide salicylique chez les individus à perméabilité
douteuse du rein, ce qui est un cas très fréquent
chez les malades auxquels on administre ces
injections. La formule que je propose est la suivante :

    Caféine................................... } ãa 2 gr. 50
    Benzoate de soude................... }
    Eau bouillie.........................   10 gr.

Elle s'éloigne un peu de la formule donnée par Tanret, qui ne conseille que 6 grammes d'eau ; mais il arrive souvent qu'à la température ordinaire un dépôt se fasse dans cette solution.

Théobromine. — Il est un corps qui appartient aussi à la série xanthique qui suit les mêmes lois c'est la théobromine que l'on [introduit à l'état de solution dans le salicylate de soude, sous le nom de *diurétine*. Une de mes élèves, Mme le docteur Kouindjy-Pomerantz, qui a consacré sa thèse à l'étude de ces combinaisons, a montré que l'on pouvait aussi l'utiliser en injections sous-cutanées avec la même formule :

    Théobromine........................ } ãa 2 gr. 50
    Benzoate de soude....., ... }
    Eau bouillie.........................   10 gr.

C. DES GLUCOSIDES. — Les glucosides ne se présentent pas sous forme de sels et ils sont le plus souvent insolubles ; le type de ces corps est, au point de vue thérapeutique, la digitaline.

Sans aborder ici la question des digitalines, je dois rappeler que la seule que l'on puisse employer est la digitaline cristallisée, soluble dans le chloroforme, dite digitaline française.

On a essayé d'utiliser cette solution dans le chloforme en injections sous-cutanées, et j'ai fait à cet égard un très grand nombre d'expériences. Je me servais de la solution chloroformique de digitaline associée à la vaseline liquide médicinale.

Les résultats que j'ai obtenus m'ont fait abandonner cette méthode, et cela pour les deux raisons suivantes : irritation locale qu'il m'a toujours été

impossible d'éviter, d'une part, et de l'autre modification très rapide du titre de la solution, par suite de
l'évaporation du chloroforme.

Lorsqu'on a affaire à des substances qui sont très
actives, à la dose de 1 demi-milligramme, on comprend les inconvénients et même les dangers qui
peuvent survenir à la suite d'emploi d'injections plus
concentrées.

Alcaloïdes par synthèse. — Sous ce titre je décris les
analgésiques antithermiques tirés de la série aromatique. Un seul se prête à la médication hypodermique par sa solubilité : c'est l'antipyrine, et Germain Sée nous a fait connaître l'avantage que l'on
peut tirer de ces injections.

On avait conseillé, au début, de faire ces solutions
à parties égales, mais elles sont alors irritantes. Je
suis d'avis au contraire, quitte à les multiplier, de
les faire à un titre beaucoup plus faible, et je
conseillerai la formule suivante :

Antipyrine.......................... 5 grammes
Eau bouillie........................ 10   —

Extraits. — On a employé en injections hypodermiques certains extraits hydro-alcooliques et en particulier l'ergotine.

Cette ergotine étant de consistance solide ou pâteuse, il faut, pour la dissoudre, faire intervenir la
glycérine, et voici la formule que je conseille, c'est
celle de Moutard-Martin.

Ergotine.......................... 2 grammes
Glycérine.......................... 15   —
Eau............................... 15   —

On injecte une seringue de cette solution, plusieurs fois par jour, selon les besoins.

A côté de cette solution d'ergotine il faut placer celle proposée par Yvon, qui a fait une ergotine liquide, soluble qu'on injecte aussi à la dose de 1 centimètre cube.

Enfin, pour ne pas quitter ce sujet je dois dire quelques mots de l'ergotinine qui devait trouver sa place dans les alcaloïdes.

C'est Tanret qui a spécialisé cette ergotinine, et c'est de sa solution dont on fait usage. Elle contient 1 milligramme d'ergotinine dans une solution d'acide lactique. Voici la formule de Tanret :

Ergotinine...................... un centigramme
Acide lactique................. deux centigrammes
Eau de laurier-cerise.......... 10 grammes

Il ne faut pas dépasser ici la dose de 1 demi-milligramme pour une seule fois. C'est donc une demi-seringue que l'on peut injecter de la solution d'ergotinine de Tanret.

J'ai aussi essayé d'autres extraits végétaux, et en particulier l'extrait de digitale. J'espérais que, sous cette forme, on pourrait utiliser ces médicaments ; mais l'irritation locale qu'ils déterminent m'a fait abandonner ce procédé.

Hydrocarbures et principes aromatiques. — Dans ce chapitre je réunis l'eucalyptol, l'acide phénique, la créosote et ses dérivés, etc.

Je vous dirai peu de choses de l'acide phénique; à l'état parfaitement pur, les solutions phéniques peuvent être injectées sous la peau; mais elles n'offrent aucun avantage sur les injections de créosote ou d'eucalyptol. Aussi sont-elles abandonnées, sauf par quelques médecins, qui les ont spécialisées.

Il n'en est pas de même des injections de créosote

et d'eucalyptol. C'est encore la créosote qui donne les meilleurs résultats.

Dans un travail fait par mon élève, le Dr Main, sur la créosote et ses composés, ce dernier a démontré la valeur de la créosote pure, comparée à celle des différents corps qui la constituent. Ces injections de créosote (1) se font à hautes doses ; la formule que l'on emploie est celle qui a été proposée par Gimbert et qui est la suivante :

> Créosote pure de hêtre......... 10 grammes
> Huile d'olives vierge stérilisée.. 240   —.

On injecte 15 grammes de cette solution, ce qui correspond à 1 gramme du principe actif.

Perron (de Bordeaux) a proposé de substituer à l'huile d'olives l'huile de pied de bœuf stérilisée.

Picot (de Bordeaux) remplace la créosote par l'un de ses principes actifs, le gaïacol, qu'il a uni à l'iodoforme, et voici la formule qu'il a proposée :

> Gaïacol... .... 5 grammes
> Iodoforme.................... 1   —
> Huile d'olives vierge stérilisée.. ⎱ ãã   Q. s. pour
> Vaseline liquide.............. ⎰ 100 centimètres cubes

Ici la dose injectée n'est que de 1 à 2 centimètres cubes, ce qui évite l'emploi d'appareils spéciaux indispensables lorsqu'on se sert, au contraire, de la méthode de Gimbert ou de Burlureaux.

Quant à l'eucalyptol, c'est Roussel qui s'est montré le plus vif partisan de ce médicament ; il faut employer un eucalyptol aussi pur que possible, et les travaux de Gustave Bouchardat et ceux de Voiry ont montré quelles conditions doit remplir cet eucalyptol pour être chimiquement pur.

C'est encore l'huile d'olives stérilisée qui sert de

____
(1) MAIN, *De la créosote et de ses composés* (Thèse de Paris, 1892).

base à ces injections que l'on peut formuler de la façon suivante :

Eucalyptol pur.................. 14 grammes
Huile d'olives stérilisée........... 100 centim. cubes.

Des sels métalliques. — Je passe maintenant à l'étude des formules des sels métalliques insolubles ou solubles.

Je ne m'occuperai ici que des injections mercurielles; ce sont les seules qui soient utilisées. On a bien proposé de se servir de la voie hypodermique pour les injections de sels de fer; mais les expériences faites dans mon service, sous ma direction, par le Dr Hirschfeld, qui en a fait le sujet de sa thèse inaugurale, ont montré, par des examens rigoureux du sang, que les injections hypodermiques ferrugineuses n'avaient aucune action sur l'augmentation globulaire du sang (1). Cependant Roussel a soutenu qu'avec le salicylate de fer en injections sous-cutanées, on pouvait modifier heureusement les anémies.

Les injections de sels mercuriels se divisent en deux grands groupes : sels solubles et sels insolubles.

C'est Scarranzio (de Pavie), qui, en 1864, s'est fait le défenseur des injections de sels insolubles; il utilisait le calomel.

La formule des injections employées par Smirnoff est la suivante :

Calomel...................... 1 gramme
Glycérine...................... 10 —

Les injections se font tous les quinze jours.

Aux injections de calomel, Balzer a proposé de substituer l'oxyde jaune de mercure; la solution est la suivante :

______

(1) Hirschfeld, *Des injections ferrugineuses hypodermiques* (Thèse de Paris, 1886).

Oxyde jaune de mercure............. 1 gr. 50
Huile de vaseline.................. 15 gr.

Enfin, Balzer y a substitué le mercure métallique sous le nom d'huile grise. On a proposé un grand nombre de formules des injections d'huile grise; voici celle qui a été préconisée par Vigier:

Mercure purifié....................... 1 gr. 50
Pommade mercurielle................. 1,00
Vaseline blanche molle.............. 9,50
Vaseline liquide..................... 20,00

Dans d'autres formules, on a introduit la lanoline; voici, par exemple, celle de Lang (de Vienne):

Mercure métallique................. 5 grammes
Lanoline........................... 3   —
Huile d'olives....... 4   —

A propos de ces injections de mercure, je rappellerai que Luton, il y a bien des années, avait proposé de faire des injections avec le mercure à l'état métallique.

Toutes ces injections de sels insolubles déterminent une irritation plus ou moins considérable, qui demande un certain temps pour se calmer. Aussi les injections hypodermiques se font-elles à des intervalles très éloignés, de quinze jours à trois semaines, et même davantage.

Le type des préparations solubles est représenté par les solutions de sublimé, de benzoate de mercure et de succinimide de mercure.

Pour le sublimé, la meilleure formule est celle proposée par Martineau et Delpech; on combine le sublimé avec des peptones et l'on neutralise le tout avec l'ammoniaque; c'est ce qu'on décrit sous le nom de peptones mercuriques ammoniques, et voici comment se formulent ces injections:

> Peptones mercuriques ammoniques   1 gramme
> Eau ....   Q. s. pour 100 cen-
> timètres cubes.

Chaque centimètre cube correspond à 10 milligrammes de sublimé.

C'est Stoukowenkoff qui a proposé le benzoate de mercure.

Voici la formule de ces injections :

> Benzoate de mercure............   trente centigr.
> Chlorure de sodium............   dix centigrammes
> Eau distillée.................   40.00

On injecte 1 centimètre cube de cette solution.

Quant au succinimide mercurique, c'est mon élève le Dr Arnaud qui s'en est montré le défenseur. Préconisé par Vollert, et en France, par Jullien et Arnaud. il s'emploie en injections sous-cutanées de la façon suivante :

> Succinimide d'hydrargyre.........   vingt centigr.
> Eau bouillie...................   100,00

On injecte une seringue entière, tous les jours, de cette solution (1)

A l'opposé des injections de sels insolubles, les injections de sels solubles, lorsqu'elles sont bien faites et que les liquides injectés sont parfaitement neutres, ne laissent à leur suite aucune induration. Mais on doit y revenir souvent, c'est-à-dire tous les jours ou tous les deux jours.

Liquides irritants et caustiques. — Je passerai rapidement sur ces injections qui ont un but tout à fait différent de celui que veut atteindre généralement la méthode hypodermique. Ici c'est une action toute locale qu'on veut obtenir.

---

(1) L. ARNAUD, *Du traitement de la syphilis par les injections de succinimide mercurique* (Thèse de Paris, 1892).

Luton a donné à ces injections le nom d'injections substitutives; elles ont pour base le nitrate d'argent et déterminent, au niveau des troncs nerveux, des noyaux d'induration. Il faut rapprocher de ces injections celles de teinture d'iode préconisées par Luton et surtout par Duguet pour la cure du goitre, et je termine ce qui a trait à ces formules par quelques mots sur les injections de liquides organiques.

Des extraits organiques. — Depuis le mois de juin 1889, époque à laquelle Brown-Séquard fit sa première communication à la Société de biologie sur les injections de liquides organiques, ces injections se sont répandues, et aujourd'hui, sans que le dernier mot soit dit sur leur véritable action thérapeutique, il faut cependant reconnaître qu'elles paraissent entrées dans le domaine de la pratique, et cela, surtout, depuis la communication de Constantin Paul, faite à l'Académie de médecine le 16 février 1892, sur ce qu'il a appelé la transfusion nerveuse.

Je ne puis entrer dans tous les détails de ces injections de liquides organiques; on trouvera cette question bien exposée dans une remarquable revue qu'Egasse a consacrée à ce sujet dans le *Bulletin de thérapeutique* (1).

Cependant, je dois dire quelques mots de la préparation de ces liquides organiques. Je ne parlerai, bien entendu, que du liquide testiculaire et du liquide nerveux. D'autres ont été employés, comme celui des capsules surrénales, du corps thyroïde, du parenchyme du rein, du pancréas; mais les résultats obtenus sont trop incertains pour qu'on puisse aujourd'hui en tirer des conclusions définitives.

(1) Ed. EGASSE, Des injections de liquides organiques (*Bulletin de thérapeutique*, 1892, t. CXXII, p. 337, 407 et 443).

Liquide testiculaire. — Ce liquide qu'on a appelé orchidique, liquide de Brown-Séquard, liquide de d'Arsonval, est obtenu par la macération des glandes testiculaires de différents animaux.

On s'était d'abord servi des testicules de cobayes; cette préparation est aujourd'hui abandonnée et l'on se sert surtout des testicules de taureaux. On coupe par tranches ces testicules provenant d'un animal qui vient d'être abattu, et l'on fait macérer 1 kilogramme de ces tranches testiculaires, y compris le sang des veines testiculaires, dans 1 litre de glycérine; on ajoute ensuite 500 grammes d'une solution de sel marin à 5 pour 100, on filtre au papier, et c'est cette solution qu'on stérilise, comme je le dirai tout à l'heure.

Pour la préparation du liquide de Constantin Paul, on prend 15 grammes de substance grise du cerveau d'un mouton récemment tué, on divise le tout en petits morceaux et on fait macérer pendant vingt-quatre heures dans cinq fois son poids de glycérine pure, soit 75 grammes. On ajoute ensuite de l'eau salée à 12 pour 100, et la même quantité que la glycérine, soit 75 grammes. Puis le tout est stérilisé.

Cette stérilisation joue un rôle capital dans la préparation de ces liquides organiques; il y a plusieurs moyens de l'obtenir, soit par la filtration, soit par la pression.

D'Arsonval emploie ce dernier mode, et il utilise un autoclave (fig. 17) dans lequel il exerce sur le liquide une pression de 50 atmosphères, et si l'on élève la température du réservoir à 42 degrés par un bain-marie, on obtient alors une pression de 90 atmosphères qui tue tous les germes.

La filtration est obtenue par un autre appareil

imaginé par d'Arsonval et qui utilise à la fois la
bougie filtrante de Chamberland, remplacée aujour-
d'hui par une bougie en alumine pure et la forte

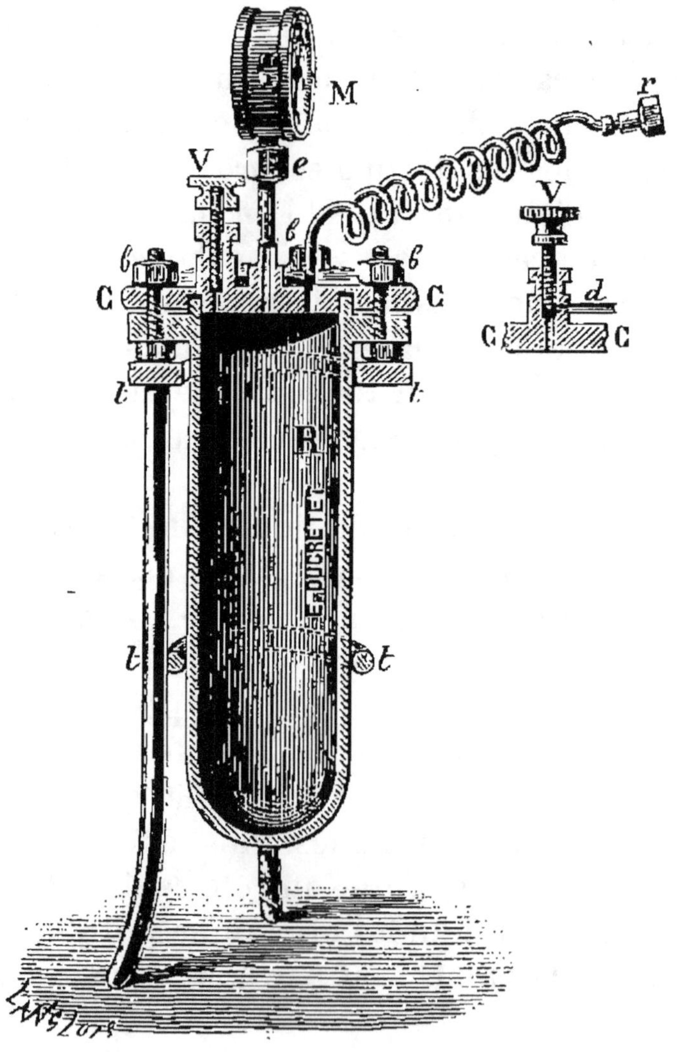

Fig. 17. — Autoclave d'Arsonval.

pression de l'acide carbonique passant de l'état liquide à l'état gazeux ; c'est l'appareil qui fonctionne
dans notre laboratoire (fig. 18). Le maniement en est
des plus faciles ; il suffit d'ouvrir le réservoir d'acide
carbonique pour obtenir, dans le tube, une pression

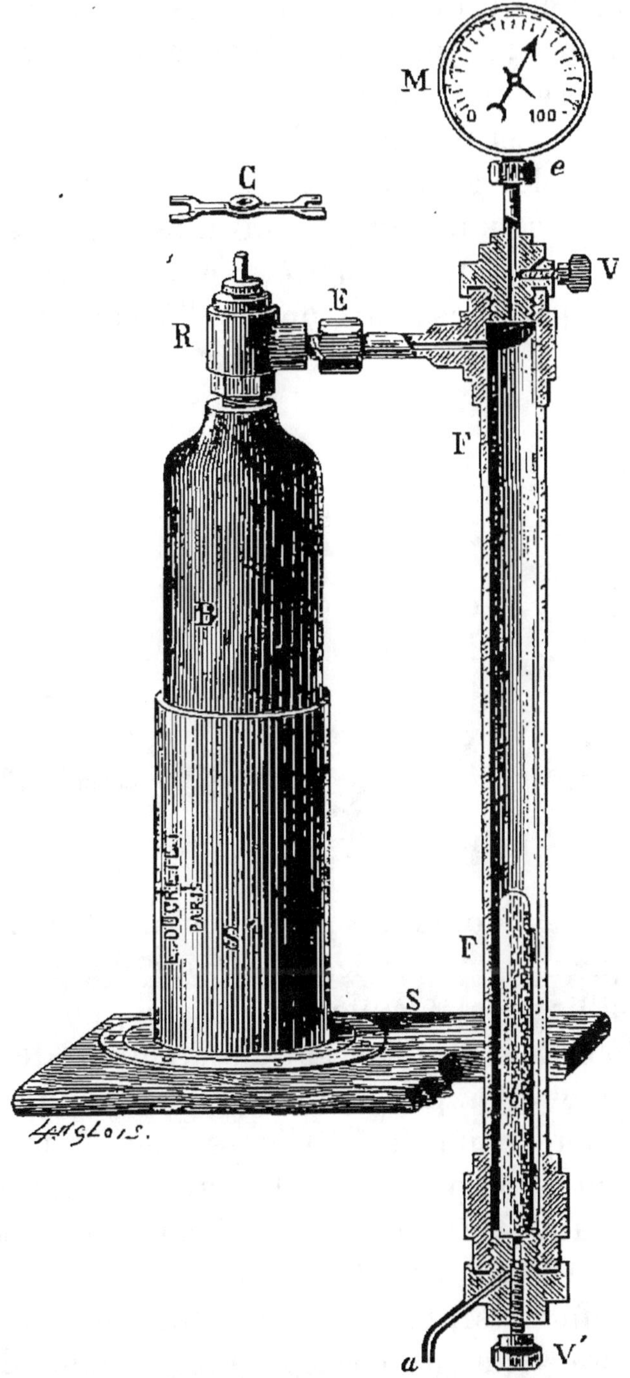

Fig. 18. — Appareil à filtrer d'Arsonval.

de 30 à 50 atmosphères, qu'on apprécie d'ailleurs au

manomètre et qui détermine le passage du liquide à travers la bougie, ce qui le prive de ses germes et de ses micro-organismes.

On peut aussi se servir d'un appareil moins coûteux, c'est celui construit par Galante et où le vide est obtenu par une pompe aspirante (fig. 19).

Le liquide une fois préparé, il est important qu'il ne s'altère pas. Les uns, comme d'Arsonval, le pla-

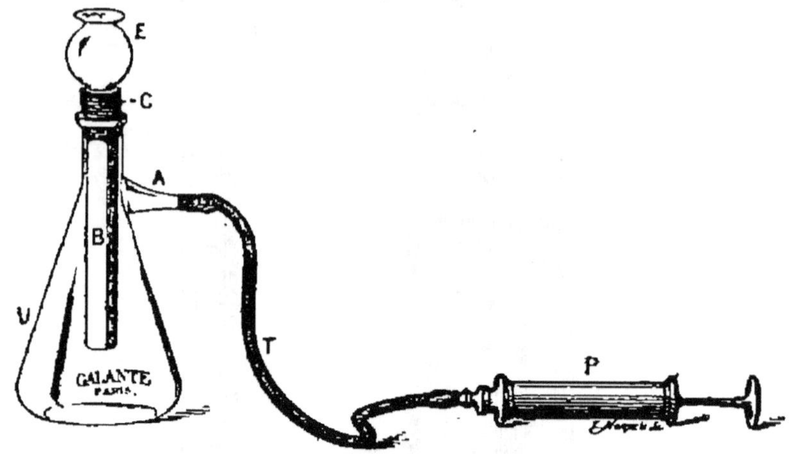

Fig. 19. — Appareil de Galante.

cent dans des bouteilles parfaitement stérilisées et hermétiquement bouchées avec des bouchons de liège bouillis préalablement dans l'eau phéniquée à 5 pour 100. En les recouvrant d'un tampon de ouate phéniquée et d'un parchemin passé à la liqueur de Van Swieten, comme le fait Egasse, on obtient leur inaltérabilité complète. Le plus grand nombre, au contraire, utilise des ampoules fermées à la lampe qui s'opposent à toute altération.

Les liquides organiques testiculaires, que l'on trouve aujourd'hui préparés par un grand nombre de pharmaciens ou d'industriels, se présentent sous deux états : concentrés ou non concentrés. Le liquide fourni par le laboratoire du Collège de France est concentré, il ne doit jamais être injecté pur ; il faut l'étendre de moitié d'eau récemment bouillie et refroidie. Pour faire ce mélange, on commence par remplir la seringue à moitié d'eau, puis on introduit le liquide organique.

Pour les liquides non concentrés, le mélange avec l'eau est déjà fait, et c'est la solution entière que l'on emploie.

Toutefois, d'Arsonval a renoncé à faire le mélange préalablement, car un extrait qui contient plus de 50 pour 100 d'eau perd ses propriétés, *même en ampoules*.

Quant à la quantité injectée, elle ne doit pas être inférieure à 2 grammes de liquide dilué, et l'on peut élever la dose jusqu'à 8 et 10 grammes par jour. Les injections peuvent être faites tous les deux jours.

Quand on suit la méthode de Constantin Paul, c'est 1 centimètre cube du liquide qu'on injecte tous les deux jours ; mais il est bon de commencer par une demi-seringue.

Que l'on se serve de solutions concentrées ou diluées, il faut toujours, avant de l'employer, vérifier la parfaite limpidité du liquide dont on va se servir ; il faut aussi que les instruments soient aussi aseptiques que possible et, avant de pratiquer la piqûre, il est nécessaire de laver avec soin la partie où l'on va opérer avec une solution d'acide phénique à 2 pour 1000.

A côté de ces liquides organiques, je dirai quelques mots des solutions que l'on a proposées pour les remplacer. On a employé le sérum sanguin stérilisé ; on a ausssi conseillé de substituer aux produits orga-

niques des substances chimiquement définies ; c'est
ce qu'a fait Poehl (de Saint-Pétersbourg), qui a utilisé
le chlorhydrate de spermine, et j'ai expérimenté ces
injections dans mon service. Les résultats sont encore
trop incertains pour nous prononcer ; ce qui augmente
la difficulté de conclure, c'est qu'on a nié l'existence
dans ces ampoules de spermine, et en particulier
du chlorhydrate de spermine. Ces solutions seraient à 1 pour 100, et l'on injecterait 1 centimètre
cube.

Crocq fils (de Bruxelles) a proposé une autre substance : le phosphate neutre de soude, en se basant
sur l'hypothèse que les extraits organiques de Brown-
Séquard et d'Arsonval renfermaient du phosphore, et
que c'était à ce métalloïde qu'étaient dus les effets
obtenus. Les expériences de d'Arsonval ont démontré
que l'extrait organique ou suc testiculaire, porté à
100 degrés, perd presque complètement ses propriétés
qui sont dues par conséquent non pas à des sels
fixes, mais à des substances altérables par la chaleur
analogues aux ferments solubles. Crocq fait des
injections au cinquantième de phosphate neutre de
soude, injecte 1 centimètre cube du mélange, et prétend en obtenir les mêmes effets toniques et stimu-
lants qu'avec les liquides testiculaires.

Injections de solutions salines. — C'est Luton (de
Reims) qui, l'un des premiers, a insisté sur ce qu'il
a appelé *la transfusion hypodermique*, dans un travail
paru en 1884 dans les *Archives générales de médecine*.
Déjà, dans ses *Études de thérapeutique*, il avait signalé
la possibilité d'obtenir des effets laxatifs en injectant
du sulfate de soude (1). Depuis, il est revenu sur ce

(1) LUTON, *Études de thérapeutique*. Paris, 1882, p. 222.

sujet et en particulier en 1892 (1). Le sérum dont il se sert a la formule suivante :

```
Phosphate de soude cristallisé...........    3 gr.
Sulfate de soude.......................    10
Eau distillée.. .......................   100
```

Faire bouillir, stériliser et filtrer.

Je rappellerai à propos de la transfusion hypodermique que cette méthode a été reprise dans le traitement du choléra sous le nom de *dermoclyse* par Cantani ; elle consiste à injecter dans le tissu cellulaire de grandes quantités d'eau additionnée de chlorure de sodium ; on peut opposer cette *dermoclyse* aux injections intraveineuses d'Hayem. Je reviendrai sur ce point quand je parlerai de l'introduction des médicaments par les veines : mais voici la formule d'Hayem :

```
Chlorure de sodium...................    5 gr.
Sulfate de soude.....................    10
Eau distillée........................  1000
```

Chéron (2) qui a été un des plus actifs promoteurs de ces injections de sérum artificiel et qui s'est efforcé d'établir la loi suivante que toutes les injections hypodermiques produisent une série d'effets identiques quel que soit le liquide introduit sous la peau pourvu que ce dernier n'ait pas une action toxique ou un effet local nocif, se sert de la solution suivante qu'il injecte sous la peau aux doses ci-après. Dose faible : 5 à 10 grammes ; dose moyenne : 15 à 30 grammes ; dose élevée : 60 à 120 grammes.

____

(1) Luton, De la transfusion hypodermique (*Moniteur de l'hygiène publique*, 15 mars, 1893),
(2) Chéron. *Etude générale de l'hypodermie*. Paris, 1893.

Sulfate de soude chimiquement pur..... 8 gr.
Phosphate de soude................... 4
Chlorure de sodium................... 2
Acide phénique neigeux............... 1
Eau pure stérilisée.. 100

Huchard (1) a modifié cette formule de la façon suivante :

Phosphate de soude................... 10 gr.
Chlorure de sodium................... 5
Sulfate de soude..................... 2,50
Acide phénique neigeux............... 1 ou 0 gr. 50
Eau pure stérilisée.................. 100

On injecte de 5 à 10 grammes de cette solution.

De son côté, Roussel a prétendu qu'il avait depuis longtemps conseillé les solutions de phosphate de soude à 5 et 10 pour 100; mais il fait surtout usage du phosphore dissous dans de l'huile végétale stérilisée et additionnée d'eucalyptol; il administre ainsi jusqu'à 4 milligrammes de phosphore par jour.

A côté de ces injections dites de sérum artificiel, il faut aussi parler de celles ayant pour base la glycérine.

Halipré et Tariel ont soutenu que les solutions de glycérine donnaient les mêmes effets que le liquide Brown-Séquard, et ils ont proposé la formule suivante :

Glycérine neutre..................... 10 gr.
Eau bouillie......................... 30

Ils injectent deux fois par semaine 4 grammes de liquide additionné par moitié d'eau bouillie.

Sous le nom de *vitaline*, on fait en Russie grand usage d'une préparation très répandue, qui n'est

(1) HUCHARD, la Médication tonique par la méthode hypodermique (*Revue générale de clinique et de thérapeutique*, mars 1893).

autre chose qu'une solution d'acide borique dans la glycérine. D'après une analyse faite au laboratoire municipal, voici quelle serait la composition de la vitaline :

Borax... 38 gr.
Glycérine pure de densité 1,26........... 42
Eau... 40

On donne à l'intérieur trente gouttes trois fois par jour de cette solution, ou bien on dissout cette vitaline au titre de 2 à 10 pour 100 dans de l'eau stérilisée, et l'on pratique des injections sous-cutanées, deux ou trois fois par jour, de 1 centimètre cube de cette solution. On se sert de cette même solution en injections vaginales ou uréthrales.

Maintenant que j'ai décrit l'appareil instrumental et la composition des diverses solutions dont on pouvait faire usage dans la méthode hypodermique, il me faut aborder le manuel opératoire.

Manuel opératoire.

Du point où doit se faire la ponction. — Sauf dans les cas où l'on veut obtenir une action locale, comme dans les injections pour l'anesthésie locale ou les injections substitutives, on a déterminé certains points plus favorables que d'autres pour pratiquer les injections hypodermiques ; ce sont ceux, loin de vaisseaux ou nerfs importants, où le tissu cellulaire est le plus lâche et où l'action irritante se fait le moins sentir.

Il est en effet démontré aujourd'hui que, pour les injections hypodermiques à effets généraux et en particulier à effet analgésique, il n'est nullement nécessaire de pratiquer l'injection près du point dou.

loureux, et une injection de morphine pour calmer une névralgie faciale agira tout aussi bien, faite dans dans la fesse que dans la joue du malade.

Parmi les lieux d'élection, il en est un que Smirnoff a indiqué et qui permet même l'injection de substances irritantes : c'est le sillon rétro-trochantérien. En ce point, le tissu cellulaire est lâche, il n'y a pas de vaisseaux importants, et lorsque l'individu se couche, soit sur le côté, soit sur le dos, il n'exerce aucune pression sur la partie injectée.

Puis nous avons la surface cutanée des lombes et du dos, celle des parois abdominales et de la partie interne des cuisses. Ces régions sont surtout utilisées par les malades qui pratiquent eux-mêmes des injections, ce qui leur permet d'employer les deux mains. Souvent aussi le médecin pratique les piqûres au bras et surtout à l'avant-bras.

Mais lorsque le liquide que l'on injecte est très abondant, comme pour les injections de créosote selon la formule de Gimbert ou de Burlureaux, il est des points qui sont particulièrement indiqués. Gimbert pratique ces injections dans la région dorsale, au-dessous de la pointe de l'omoplate. Burlureaux, qui injecte de grandes quantites de liquide, et cela très lentement, ce qui demande parfois plusieurs heures, utilise surtout les cuisses et les reins. Picot a préconisé la fosse sus-épineuse qui présente, comme le point de Smirnoff, ce grand avantage que, dans la position dorsale, le malade ne fait aucune pression sur le point injecté.

De l'introduction de l'aiguille. — Quant à la méthode à employer pour faire pénétrer l'aiguille, il y a deux procédés : dans le premier, ou *procédé de la pelote*, c'est avec l'aiguille courte qu'on agit, et après avoir tendu la peau, on pique perpendiculairement à sa surface, comme on le ferait sur une pelote, et en enfonçant l'aiguille jusqu'à la garde. Cette méthode est applicable à tous les points charnus de la peau, et en particulier à la région fessière.

L'autre procédé est le *procédé du pli*; il se fait avec une aiguille plus longue. On fait un pli à la peau et l'aiguille est introduite parallèlement à ce dernier, de telle sorte que l'aiguille se trouve placée entre les deux doigts de la main qui maintiennent le pli. Une fois l'aiguille entrée, on fait disparaître le pli et on fait pénétrer le liquide dans le tissu cellulaire. Avec cette méthode, on peut faire des injections dans les points où la peau est très mince. Ces injections, suivant le procédé du pli, sont moins profondes que les premières.

En règle générale, plus le liquide injecté est irritant, plus l'injection doit être profonde, et pour les injections mercurielles, elles doivent être toutes pratiquées profondément et dans le point dit de Smirnoff.

La pénétration de l'aiguille doit avoir lieu d'un seul coup, et le plus ordinairement la seringue armée de son aiguille, ce qui donne à la main plus de sûreté et de fermeté. Cependant Besnier, craignant avec raison la pénétration du liquide dans les veines, avait pensé qu'il fallait introduire d'abord l'aiguille seule, puis adapter la seringue et .pousser. Cette pénétration dans les veines est si rare que cette précaution est inutile.

Il est bien entendu qu'il faut avoir soin de faire usage d'un instrument aussi aseptique que possible, soit qu'on ait fait passer la seringue à l'étuve, soit qu'on l'ait nettoyée avec soin, soit enfin qu'on l'ait plongée dans l'eau bouillante. Toutes ces opérations, qui sont des plus utiles ont cependant un sérieux inconvénient, c'est d'amener la fêlure du tube de verre qui constitue le corps de pompe de la seringue. Tout le monde paraît d'accord pour reconnaître à l'eau bouillante l'action antiseptique la plus efficace, c'est en se basant sur ce fait que Berlioz (1) et Du-

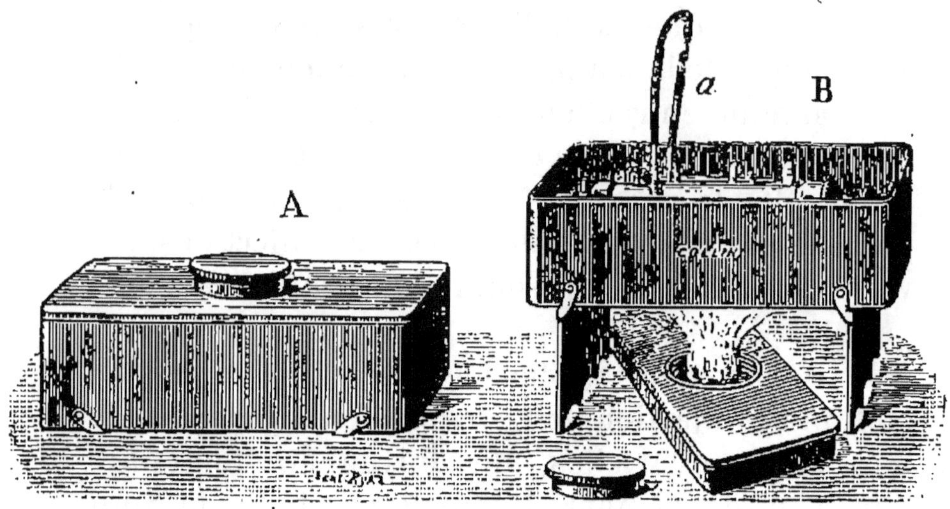

Fig. 20. — Seringue stérilisable de Berlioz et Duflocq.

flocq ont proposé un petit appareil qui sert d'enveloppe à la seringue et permet d'obtenir la stérilisation de la seringue d'une manière presque immédiate (fig. 20). Quant à l'aiguille, elle devra être flambée ou passée à l'eau bouillante; la pointe doit en être vérifiée avec soin, et l'on repoussera toutes celles qui sont ébréchées ou déformées.

Qu'il s'agisse de piqûre profonde ou superficielle, il est toujours nécessaire de nettoyer avec soin l'endroit de la peau que l'on va ponctionner; ce lavage

(1) BERLIOZ et DUFLOCQ. Application de l'antisepsie à l'emploi de la méthode hypodermique. *Soc. de thérap.*, 10 janvier 1894.

doit être fait avec des solutions antiseptiques (sublimé, acide phénique).

Une fois le liquide pénétré sous la peau, on retire rapidement l'aiguille, et il suffit de mettre le doigt sur la piqûre pour empêcher le reflux du liquide ou la production d'une faible hémorrhagie. Dans certains cas, on a conseillé de presser sur la petite tumeur formée par le liquide pour en rendre la pénétration plus prompte ou pour en étendre l'action locale, comme par exemple dans les piqûres de cocaïne.

Maintenant, avant d'aborder ce qui a trait aux avantages et aux inconvénients de la méthode hypodermique, je parlerai des deux points intéressants de cette méthode : son anatomie et sa physiologie pathologiques.

Anatomie et physiologie pathologiques.

Lorsqu'on injecte de très faibles quantités de liquide, que ce dernier n'est pas irritant et que la substance active qu'il renferme est entièrement dissoute, l'injection hypodermique produit très peu de désordres; il y a un léger soulèvement du derme qui disparaît très rapidement sans laisser d'induration.

Lorsque, au contraire, le liquide est irritant et qu'il contient des particules non dissoutes, il se produit au point piqué des phénomènes inflammatoires qui amènent de la rougeur, du gonflement des tissus, de l'induration et même de la suppuration. Cette suppuration ne se produit pas toujours, mais il reste souvent, à la suite de ces piqûres, une induration persistante.

Cette induration est la règle dans les cas d'injections mercurielles de sels insolubles; elle se produit souvent chez les morphinomanes, et l'on trouve alors toutes les parois cutanées, accessibles à la seringue, couvertes d'indurations ayant souvent le volume d'une noisette.

Quand les injections se font avec une grande quantité de liquide, il se produit des déchirures et des hémorragies dans le tissu cellulaire. Ces symptômes sont d'autant plus accusés que l'on a mis plus de force et de rapidité pour faire pénétrer le liquide ; de là cette règle de pousser très doucement et très lentement le piston de la seringue.

Quant au liquide injecté, selon sa composition, tantôt il disparaît rapidement, absorbé par le réseau lymphatique et le réseau capillaire, tantôt il séjourne plus ou moins longtemps dans les tissus. Pour les préparations hydrargyriques insolubles, on a pu constater la présence du mercure, dans le point inoculé, six mois après l'injection.

Le véhicule joue un rôle notable dans ce séjour plus ou moins prolongé du liquide dans les tissus. C'est ainsi que l'huile de vaseline peut y séjourner très longtemps sans y être absorbée. Les huiles végétales ou animales, au contraire, subissent dans les tissus une véritable digestion qui les rend absorbables, à condition toutefois que la quantité d'huile ne soit pas trop considérable.

Des expériences faites dans le laboratoire de thérapeutique de l'hôpital Cochin, par mon élève le docteur Touvenaint, ont démontré que, lorsqu'on dépasse certaines limites, l'huile séjourne dans les tissus sans être absorbée et pénètre même dans le réseau veineux à l'état de gouttelettes liquides, constituant de véritables embolies veineuses qui entraînent la mort de l'animal.

Les accidents qui surviennent à la suite des injections hypodermiques résultent de bien des circonstances; d'abord, de la solution employée, soit qu'elle soit trop irritante, soit qu'elle soit altérée, et ce dernier point joue un rôle considérable lorsqu'on a affaire aux liquides organiques, les produits septiques qui s'y développent pouvant déterminer non seulement des symptômes locaux, mais encore des symptômes généraux.

La propreté de l'instrument que l'on emploie a aussi sa part dans la production de ces phénomènes inflammatoires, et l'état de l'aiguille peut être aussi une cause déterminante de ces mêmes accidents.

Le point où l'on pratique les piqûres joue aussi un rôle considérable; on a signalé des névrites déterminées par des injections d'éther, par exemple, auprès de troncs nerveux; on a vu des hémorrhagies se produire lorsque la pointe de l'instrument a pénétré dans les veines, et ces injections directement dans les veines ont aussi déterminé des phénomènes d'intoxication plus ou moins graves. Enfin, comme je l'ai dit plus haut, selon qu'elles sont superficielles ou profondes, les phénomènes inflammatoires peuvent prendre une intensité plus ou moins grande.

Souvent c'est l'état du sujet sur lequel on pratique ces injections qui est la cause déterminante des phénomènes inflammatoires. Chez les diabétiques, par exemple, et chez les individus à mauvaise nutrition, les piqûres peuvent provoquer de la suppuration et même des phénomènes gangréneux.

Chez certains morphinomanes, il arrive qu'au bout d'un certain temps, malgré les soins d'antisepsie convenables, ils ne peuvent pratiquer une piqûre sans avoir un abcès, et l'on voit même ces suppurations se produire en dehors de toute intervention locale. La présence de ces abcès cutanés multiples est un signe de morphinomanie, et leur seule existence m'a permis, dans quelques cas, d'affirmer l'abus de la morphine, malgré les dénégations du malade.

Je n'ai pas à faire ici la description de ces accidents inflammatoires, ils sont tous connus; ils vont depuis la rougeur jusqu'à la suppuration, en passant par des indurations plus ou moins étendues; les phlegmons qui en résultent sont parfois considérables, et je passe maintenant à l'étude des avantages et des inconvénients que l'on peut tirer de la médication hypodermique.

Des avantages et des inconvénients de la médication hypodermique.

La méthode hypodermique peut être considérée comme un des plus grands progrès qu'ait faits la thérapeutique dans ces vingt dernières années.

En permettant aux médicaments de pénétrer dans l'économie sans passer par le foie, qui les détruit ou les modifie en partie, cette méthode a donné à l'administration des médicaments une rapidité et une activité d'action qui lui manquaient jusque-là. Elle a de plus donné à l'étude des médicaments une sûreté qui lui faisait défaut. Nombreux sont, en thérapeutique, les faits où les malades n'ont jamais pris les médicaments prescrits; ici, il n'y a pas de supercherie possible.

Aussi, toutes les fois que nous pouvons isoler le principe actif d'un médicament et que ce principe est soluble, a-t-on avantage à utiliser la voie hypodermique. Elle a permis de plus, en évitant l'introduction par l'estomac et l'intestin, de supprimer toutes les conséquences qui résultaient de cette administration : troubles gastro-intestinaux, vomissements, diarrhée, impossibilité d'avaler, etc.

Les succès de cette méthode ont été même tels que des médecins n'ont plus voulu se servir que de la voie hypodermique, ce qui était un autre extrême. D'ailleurs, toutes les médications ne peuvent pas être tributaires de cette méthode; il en est une surtout qui n'a pu encore trouver le médicament propre parmi ces injections, je veux parler de la médication purgative.

Malgré les tentatives faites autrefois par Luton avec le sulfate de soude et le sulfate de magnésie, tentatives renouvelées depuis par Gubler, nous n'avons pas un médicament qui, introduit sous la peau, provoque des garde-robes, et c'est là un desideratum qu'il serait bien utile de combler. Nous sommes plus heureux pour les vomissements, et l'on peut, par les injections d'apomorphine, les provoquer d'une manière certaine.

Pour donner aux injections sous-cutanées une activité plus grande, on a proposé, suivant en cela les indications de Claude Bernard, d'injecter directement dans la trachée les substances médicamenteuses. Ces injections appliquées par Jousset de Bellesme dans les fièvres pernicieuses, ne se sont pas répandues; cependant, la médecine vétérinaire en a tiré quelques profits chez le cheval,

Les avantages des injections hypodermiques sont les causes mêmes de ces inconvénients; tandis qu'administrés par l'estomac, la nature prévoyante, grâce aux vomissements ou à la diarrhée et grâce surtout au foie destructeur des alcaloïdes et des poisons, élimine et détruit les médicaments lorsqu'ils sont donnés à doses trop élevées, il n'en est plus de même avec la méthode hypodermique, et l'on comprend facilement quels ménagements on doit mettre dans l'administration des substances toxiques par cette méthode.

Il est surtout une loi de thérapeutique que l'on ne doit pas oublier : c'est que les médicaments n'agissent thérapeutiquement que lorsqu'ils sont éliminés. Lorsque cette élimination fait défaut, l'effet thérapeutique cesse pour faire place aux effets toxiques.

Par la voie hypodermique, l'élimination intestinale ne pouvant se faire, il ne reste plus que la voie pulmonaire et surtout la voie rénale ; de là cette réserve qui souffre peu d'exceptions, c'est lorsqu'il existe de l'insuffisance rénale, qu'elle qu'en soit la cause, il faut se montrer très réservé dans l'emploi des injections sous-cutanées.

De toutes les injections hypodermiques, la plus répandue est celle de morphine, et il me faudrait un volume pour exposer l'histoire de la morphinomanie.

Les dangers de cette morphinomanie sont tels aujourd'hui, que pour ma part je ne réserve que dans des cas exceptionnels l'usage de ces injections, et que jamais je n'autorise un malade à se faire lui-même ces piqûres.

Cette nécessité d'avoir toujours un médecin pour employer la méthode hypodermique constitue un de ses inconvénients ; pour y remédier, un grand nombre de nos confrères abandonnent aux malades ou à leur entourage le soin de pratiquer ces piqûres. Je crois que c'est là une mauvaise pratique et qui n'a que des inconvénients, et je conseille plutôt de ne jamais abandonner à des tiers l'emploi des injections hypodermiques.

CHAPITRE VIII

Des méthodes stomacales (divisions).

Je viens d'étudier, dans les chapitres précédents, l'histoire de la méthode dermique, et j'ai tâché de résumer, aussi brièvement que possible, les divers procédés mis en usage pour utiliser la peau et ses annexes comme voie d'introduction des médicaments, et c'est ainsi que j'ai passé en revue successivement les méthodes sus-dermique, dermique et hypodermique.

Je vais examiner maintenant dans une autre série de chapitres l'introduction des médicaments par les muqueuses et je commencerai par la muqueuse la plus employée en thérapeutique, la muqueuse gastro-intestinale. Ici nous diviserons notre sujet en deux grands chapitres : méthode stomacale, méthode intestinale, et nous commencerons tout d'abord par la méthode stomacale.

Nous suivrons, dans l'étude de l'application des méthodes stomacales, la même marche que pour l'étude des méthodes dermiques. Nous examinerons d'abord les procédés mis en usage pour appliquer ces méthodes, les formules les plus usitées pour cette application, et enfin les résultats que l'on peut en attendre.

Nous introduisons par l'estomac des médicaments liquides et des médicaments solides, et c'est cette première division qui nous permettra un certain ordre dans l'exposition d'un sujet si complexe. Nous commencerons par les substances liquides et nous étudierons leur mode d'administration. Mais je dois tout d'abord exposer quelques considérations générales sur la posologie et sur les différents modes d'administration des médicaments.

CHAPITRE IX

Posologie des substances liquides.

Des cuillerées. — L'usage veut que nous administrions les substances liquides par cuillerées, et malgré le peu de précision d'une pareille méthode résultant de l'inégalité de contenance des cuillères que l'on trouve dans l'industrie, cette habitude est tellement entrée dans la pratique, que c'est toujours par cuillerées à soupe, à dessert et à café que l'on ordonne les substances liquides; très fréquemment le mot cuillerée à bouche veut dire cuillerée à soupe, c'est là une erreur, toutes les cuillerées étant des cuillerées à bouche.

La contenance de ces cuillerées varie, bien entendu, suivant le liquide employé et selon sa densité.

Le tableau suivant que j'emprunte à Yvon montrera la différence qui existe dans la contenance de ces diverses cuillerées suivant le liquide employé.

		CUILLERÉE A		
		bouche	dessert	café
		gr.	gr.	gr.
Eau....................	D = 1.000	16.00	12.00	4.0
Alcool à 60°...........	D = 0.914	12.00	9.00	3.0
Julep gommeux.........	D = 1.125	18.00	13.50	4 5
Sirop..................	D = 1.321	21.00	16 00	5.0
Huile d'amandes........	D = 0.917	12.00	9.00	3.8

Ce dont on doit se souvenir, c'est que la cuillerée à soupe oscille entre 21 grammes et 12 grammes, et qu'en moyenne elle est de 16 grammes lorsqu'il s'agit d'eau ; la cuillerée à dessert entre 16 et 12 grammes, en moyenne 14 grammes pour l'eau.

Malheureusement, comme je le disais tout à l'heure, il y a cuillerée et cuillerée, et la cuillerée à soupe de l'orfèvrerie anglaise ne peut pas être comparée à la cuillerée à soupe des Hollandais. La différence est encore plus grande pour les cuillerées à dessert dites à entremets, il en existe en effet des modèles de toutes variétés.

Je ne veux pas quitter les cuillères sans vous signaler celles que l'on a construites spécialement pour l'administration des substances huileuses ayant un goût désagréable, comme l'huile de foie de morue, par exemple. Ce sont des cuillères très longues et très effilées fermées par un couvercle, et qui permettent de porter presque directement dans l'arrière-gorge, sans passer sur la langue, les liquides que l'on veut faire avaler.

Des verres et des flacons. — Pour les substances que l'on prend en grande quantité, c'est le verre qu'on utilise. Ici nous trouvons encore les mêmes difficultés que pour les cuillères au sujet de la contenance exacte de ces verres qui peuvent être de toutes grandeurs, et, à la Société de thérapeutique, Constantin Paul a soulevé à cet égard une discussion intéressante au point de vue des verres en usage dans les stations thermales, réclamant que ces verres fussent d'une contenance uniforme. Ordinairement, un grand verre est d'une contenance de 200 grammes.

Quant aux fioles, c'est encore la même discussion qui peut s'établir pour connaître leur contenance.

Le plus habituellement, cette contenance est de 125 grammes, et c'est sur cette base qu'Yvon a établi le tableau si complet de la contenance des différentes fioles en cuillerées à soupe, à dessert et à café, et cela suivant le liquide qui y est renfermé. On trouvera dans notre *Formulaire* ce travail très complet, et je n'en citerai ici qu'un exemple.

Prenons, je suppose, une fiole de potion de 125 grammes.

Voici le nombre des cuillerées à soupe, à dessert et à café qu'elle renfermera, selon que cette fiole contiendra une solution aqueuse, une potion sucrée ou un julep gommeux, du sirop ou une teinture :

1° Solution aqueuse.

Sept cuillerées et demie à bouche ;
Dix cuillerées et demie à dessert ;
Trente et une cuillerées à café.

2° Julep gommeux ou potion sucrée.

Sept cuillerées à bouche ;
Neuf cuillerées à dessert ;
Vingt-huit cuillerées à café.

3° Sirop.

Six cuillerées à soupe ;
Huit cuillerées à dessert ;
Vingt-cinq cuillerées à café.

4° Teinture.

Dix cuillerées et demie à soupe ;
Dix-neuf cuillerées à dessert ;
Quarante-deux cuillerées à café.

Créquy a proposé avec juste raison d'employer dans la pratique des verres et des fioles gradués, ce qui permettrait de donner plus de précision à l'administration des substances liquides en thérapeutique.

Des compte-gouttes. — Pendant longtemps, cette

indécision qui règne dans l'administration des médicaments liquides se rencontrait aussi dans les gouttes que l'on prescrivait, et selon l'instrument qui donnait ces gouttes, il y avait des différences considérables. Par bonheur, grâce aux travaux de Lebaigue, cet inconvénient a cessé dès 1867 et aujourd'hui nous sommes en possession d'appareils qui donnent des goutes mathématiquement dosées; c'est-à-dire qui donnent des gouttes d'eau de 5 centi-grammes de telle sorte que 1 centimètre cube d'eau donne exactement 20 gouttes de liquide. Lebaigue a montré que, pour obtenir ces compte-gouttes, il fallait faire passer le liquide à travers un tube capil-laire d'une certaine longueur et ayant rigoureuse-ment 3 millimètres de diamètre.

Aujourd'hui, le compte-goutte de Lebaigue, modifié avantageusement par Limousin, est universellement employé.

On a même, dans ces derniers temps, construit des flacons compte-gouttes; mais, malgré l'utilité de ces flacons qui permettent de compter les gouttes à sa sortie sans avoir recours à un appareil spécial, il faut reconnaître cependant qu'ils ne présentent pas la sûreté et la rigueur des compte-gouttes à tube capil-laire.

De même que nous avons vu le contenu des cuil-lerées et des verres varier suivant la densité du liquide employé, de même aussi le nombre de gouttes variera suivant le liquide dont on fait usage, et ici les différences sont même colossales. De 20 gouttes que donne par centimètre cube d'eau distillée le compte-gouttes, ce chiffre pourra s'élever pour la même quantité d'éther sulfurique à 90 gouttes.

Tous les *Formulaires* donnent le tableau du nombre

de gouttes par centimètre cube et je reproduis ici un résumé de ce tableau.

Nombre de gouttes par centimètre cube des liquides sui-vants :

Eau..	20	gouttes
Alcool à 90°..............................	61	—
Alcool à 60°..............................	62	—
Alcoolature d'aconit..................	53	—
Gouttes Baumé.........................	53	—
Gouttes noires anglaises.............	37	—
Laudanum de Rousseau...............	35	—
Laudanum de Sydenham..............	33	—
Teintures...........................	53	—
Chloroforme...........................	56	—
Éther..................................	90	—
Huile de croton.......................	48	—

Ce qu'il faut surtout rappeler, c'est que le lauda-num de Sydenham donne 33 gouttes par centimètre cube et que les teintures et les alcoolatures en donnent 53. Parmi ces alcoolatures, je signalerai par-ticulièrement l'alcoolature de racines d'aconit, dont nous faisons un si grand usage ; elle donne 53 gouttes par centimètre cube. Donc, quand on ordonne 10 gouttes de cette alcoolature, on est très loin de donner un demi-centimètre cube, on n'en administre que le cinquième.

En tout cas, lorsqu'on ordonnera des gouttes d'un médicament, ce qui a toujours lieu pour les médica-ments très actifs, on devra exiger que ces gouttes soient comptées avec le compte-gouttes officinal, et se rappeler le tableau précédent pour savoir la quan-tité totale de liquide que l'on a ordonné.

Capsules, perles, etc. — A côté de ces appareils, de ces cuillères, de ces fioles, de ces verres, de ces compte-gouttes, viennent se placer les capsules géla-tineuses et les perles, qui nous ont rendu très facile, il faut bien le reconnaître l'administration de certaines substances médicamenteuses à goût désagréable et persistant.

Depuis 1838, où Mothes, l'un des premiers, a conseillé l'emploi des capsules gélatineuses, on a perfectionné beaucoup ce mode d'administration. A la baudruche d'abord employée, on a substitué la gélatine, puis le gluten, et au vieux procédé qui consistait à mouler sur un mandrin en métal le mélange gélatineux employé, on a opposé des procédés industriels plus perfectionnés, dont l'un des plus remarquables est à coup sûr celui de Clertan, qui permet d'obtenir pour les essences et les éthers des capsules à forme de perles absolument étanches, et qui rendent très facile l'administration de ces médicaments.

Si, d'un côté, ces perles représentent les capsules les moins volumineuses, d'autre part on a augmenté de beaucoup le volume des capsules en leur enlevant leur rigidité et constituant ainsi des ovoïdes à consistance molle, pouvant renfermer une grande quantité de liquide. C'est ce qu'a fait Taetz sous le nom de capsules russes. Ces ovoïdes, qui peuvent contenir au delà de 1 gramme de substance liquide, sont surtout utilisées pour l'administration des substances huileuses et en particulier pour l'huile de ricin ou l'huile de foie de morue. Elles constituent un réel progrès sur les capsules en gélatine.

Nous connaissons les différents moyens que nous pouvons mettre en usage pour administrer les médicaments par la voie stomacale. Il me reste maintenant à aborder un sujet extrêmement vaste : je veux parler des substances que nous introduirons dans les différents appareils dont je viens de parler.

C'est en solution que nous employons les substances actives et cette solution peut se faire dans différents véhicules. Selon le liquide employé nous aurons une série de solutions ou de solutés qui porteront des noms différents. Avec l'eau, nous aurons les hydrolés; avec l'alcool, les alcoolés; avec l'éther, les éthérolés; avec les vins, les œnolés; avec le vinaigre, les oxéolés, et avec les bières, les brutolés. Puis ensuite nous aurons à examiner les sirops médicamenteux, les huiles et les extraits.

Quand nous aurons ainsi passé en revue tous ces modes de préparation des substances liquides, nous pourrons alors faire une synthèse de ce tout complexe en examinant comment nous devons formuler et prescrire les potions.

Commençons par les solutés.

CHAPITRE X

Des hydrolés.
(Des tisanes, des eaux distillées.)

Dans tous les traités de pharmacie, et en particulier dans celui de Bourgoin, on trouve des tables de solubilité des substances médicamenteuses, selon que l'on fait intervenir l'eau, l'alcool, l'éther, et suivant la température du liquide employé. Je renvoie à ces tables pour tous ceux qui voudraient approfondir ce sujet.

Avant d'étudier les hydrolés, c'est-à-dire les solutions des substances médicamenteuses dans l'eau, je dois donner une définition de ces mots *solution* et *dissolution* que nous employons si fréquemment comme synonymes et qui sont bien loin de l'être au point de vue de leur valeur scientifique. Lorsqu'il y a solution, la substance dissoute ne subit aucune altération, et il suffira d'évaporer l'eau pour retrouver le corps dissous, non altéré. La dissolution au contraire suppose une action chimique qui modifie plus ou moins profondément la constitution atomique du corps dissous.

Une fois ces préliminaires posés, entrons dans le cœur même de notre sujet par l'étude des solutés par l'eau, c'est-à-dire des hydrolés.

Des tisanes. — En tête des hydrolés, il faut placer les tisanes, qui, malgré leur peu de valeur réelle thérapeutique, n'en jouent pas moins un rôle considérable dans la pratique. Je me suis déjà appesanti sur ce sujet dans un chapitre précédent.

Par atavisme et par voie ancestrale, le vulgaire croit aux simples. Il leur attribue des propriétés médicinales très actives, et l'on voit partout les empiriques et les charlatans abuser de cette tendance pour vendre leurs drogues.

Donc le médecin dans sa pratique devra toujours connaître parfaitement les tisanes, et si quelques-unes sont très actives et nous rendent de grands services, si d'autres le sont beaucoup moins, on peut dire que ces dernières sont toujours inoffensives.

Je n'ai pas à rappeler ici l'origine de ce mot πτισάνη qui veut dire broyer (on sous-entend le mot *orge*); on trouvera ce nom dans tous les ouvrages de l'antiquité où les maîtres grecs vantent les *ptisanes*. On est en droit de penser que chez les peuples primitifs, c'est le premier mode d'administration des médicaments qui ait été employé.

Il y a bien des procédés pour faire des tisanes, et je dois en dire quelques mots, car non seulement on doit prescrire la tisane, mais la manière de la faire : car elle est toujours exécutée par le malade ou son entourage.

Tisanes par solution. — Nous avons d'abord les tisanes par solution : le type est l'hydromel, c'est-à-dire la solution du miel dans l'eau. En voici la formule :

```
Hydromel............................  100 gr.
Eau tiéde...........................  1000 —
```

Nos pères se servaient beaucoup de la casse, c'était encore une tisane par solution. On dissolvait l'extrait de casse dans l'eau tiède, et voici la formule de cette tisane, aujourd'hui abandonnée :

Extrait de casse...................... 10 gr.
Eau tiède........................ 1000 —

Tisanes par macération. — Puis viennent les tisanes par macération ; ce procédé consiste à placer la substance active dans de l'eau froide et à l'y laisser macérer pendant quatre heures ; c'est ainsi que se font la tisane de gentiane, la tisane de quassia amara, celle de rhubarbe. On emploie généralement 5 grammes de ces différentes espèces par litre d'eau. Nous nous servons très peu de la macération de gentiane, de rhubarbe et même de quinquina ; mais je dirai quelques mots de la macération de quassia amara.

C'est là une tisane que l'on emploie beaucoup ; elle tient la tête parmi les tisanes amères et stomachiques. Pour éviter de préparer une trop grande quantité de cette tisane, qui s'altère d'ailleurs rapidement, on trouve dans le commerce des petits copeaux, ou plutôt des petits feuillets de bois de quassia amara qu'il suffit de placer dans un verre d'eau une heure avant le repas pour avoir une macération très suffisante. On trouvera aussi commercialement des gobelets creusés dans le bois de quassia amara où il suffit de placer de l'eau et du vin pour obtenir la macération demandée.

Tisanes par infusion. — Mais les tisanes les plus nombreuses sont, à coup sûr, les tisanes par infusion. On jette de l'eau bouillante sur les feuilles ou les sommités, et l'on attend un quart d'heure avant d'en faire usage. Les doses à employer sont variables suivant les tisanes. Tantôt c'est 5 grammes, tantôt 10, tantôt 20, qu'il faut mettre par litre d'eau bouillante.

On estime qu'une pincée de fleurs pèse 2 grammes, et que cette pincée peut suffire pour un quart de litre. Il faudrait donc trois à quatre pincées pour 1 litre d'eau.

Je ne puis vous faire ici l'énumération de toutes les tisanes par infusion; leur nombre est considérable.

Tisanes par décoction. — Aux tisanes par solution, par infusion, par macération, il faut joindre les tisanes par décoction, c'est-à-dire où l'on fait bouillir l'eau avec la substance médicamenteuse. Comme type, je signalerai la tisane de lichen d'Islande.

On sait que pour priver ce lichen de son principe amer il faut d'abord le laver à l'eau bouillante, puis le placer dans l'eau que l'on fait ensuite bouillir.

La tisane d'écorce de grenadier se faisait aussi de la même façon, et l'on devait ramener par l'ébullition la quantité de liquide à un volume donné. Aujourd'hui, cette tisane est abandonnée depuis la découverte de l'alcaloïde du grenadier, la pelletiérine.

Dans certains cas, on unit plusieurs opérations ensemble. Ainsi, pour la tisane de bois sudorifique, et en particulier la tisane de salsepareille, on fait d'abord macérer cette plante, puis on porte le tout à l'ébullition. C'est ce qu'on appelle tisane par digestion. Dans d'autres cas, il faut contuser la racine dont on se sert; c'est ce qui arrive pour le chiendent, dont on brise ainsi l'enveloppe siliceuse qui l'entoure.

Sucrage des tisanes. — Toutes ces tisanes se sucrent, et il faut savoir la quantité de sucre nécessaire pour 1 litre de tisane. Par litre, il faut :

Sucre	60 gr.
Sirop	100 —
Miel	100 —
Racine de réglisse	10 —

Dans les hôpitaux, pour diminuer les frais, on se servait du bois de réglisse comme moyen de sucrer les tisanes. Mais aujourd'hui, on a substitué à la racine de réglisse, très altérable, un principe beaucoup plus résistant : c'est le glycyrrhizate d'ammoniaque, qui se trouve dans le commerce sous forme de paillettes noirâtres, qui ont tous les avantages de la réglisse sans avoir l'inconvénient de s'altérer. Dans le formulaire des hôpitaux de l'armée, la substitution est faite depuis longtemps, et l'on se sert exclusivement de ce produit.

Tisanes composées. — Selon que la tisane contient un seul ou plusieurs éléments actifs, elle se divise en tisane simple ou tisane composée. On donne encore le nom d'*apozèmes* à ces tisanes composées.

Cependant, comme le fait remarquer Dupuy (1), il ne suffit pas que la tisane soit composée pour constituer un apozème ; c'est surtout la quantité de principes médicamenteux contenus en grande abondance dans l'apozème qui le sépare des tisanes, et tandis que ces dernières peuvent être bues en grande quantité sans inconvénients, l'apozème est pris au contraire en faibles quantités et à des heures prescrites par le médecin.

La tisane de fleurs pectorales, celle de fruits béchiques, sont des apozèmes.

Je dois rappeler que les fruits béchiques sont au nombre de quatre ; ce sont le jujube, la figue, la datte et le raisin.

Quant aux fleurs pectorales, ce sont :

Fleurs de bouillon blanc ;

— de coquelicot ;

(1) Dupuy, *Cours de Pharmacie*, t. I, p. 317.

Fleurs de guimauve ;
— de mauve ;
— de pied-de-chat ;
— de tussilage ;
— de violette.

A côté de ces fruits et fleurs béchiques, il y a les bois sudorifiques, et je signalerai en particulier une tisane, à laquelle on donne le nom de *tisane sudorifique*, qui a été très vantée autrefois. En voici la formule :

Bois de gaïac..........................	70 gr.
Racine de salsepareille..................	30 —
Racine de sassafras.....................	10 —
Racine de réglisse......................	20 —

pour 1 litre d'eau.

D'ailleurs, le nombre de ces tisanes composées est considérable, et à côté des apozèmes béchiques, sudorifiques, il y a toute la série des apozèmes purgatifs, dont les thés de Saint-Germain et autres présentent des types variés.

La plus simple de ces tisanes purgatives est la suivante ; elle porte le nom de *tisane de Hardy* ou *de l'hôpital Saint-Louis*. En voici la formule.

Séné...................................	} aa 8 gr.
Pensée sauvage.........................	

Faire infuser pendant une heure dans 1 litre d'eau bouillante et édulcorer avec du gros miel.

On trouvera d'ailleurs dans tous les formulaires, et en particulier dans le nôtre (1), à l'article SÉNÉ, toutes les variantes d'apozèmes purgatifs, depuis

(1) DUJARDIN-BEAUMETZ et YVON, *Formulaire magistral*, 6ᵉ édition, 1894.

l'apozème dit *médecine noire du Codex*, en passant par le *catholicum*, l'*infusion de séné composée d'Ewald* et la *médecine du Curé de Deuil*.

Dans toutes ces préparations purgatives à base de séné, ne pas oublier qu'il est important de toujours soumettre le séné à une préparation qui lui enlève en partie le pouvoir qu'il a de déterminer des coliques douloureuses : c'est de le faire macérer dans l'alcool.

Parmi les apozèmes il en est un fort utilisé en médecine et qui a donné lieu à d'intéressantes discussions au point de vue de sa préparation, c'est l'apozème blanc, plus connu sous le nom de *décoction blanche de Sydenham*.

Cet apozème était autrefois constitué **par** de la corne de cerf, de la mie de pain et de l'eau. Bourgoin fit remarquer que la corne de cerf pouvait être remplacée utilement par le phosphate de chaux, et aujourd'hui le Codex a adopté la formule suivante :

Phosphate tricalcique	10 gr.
Mie de pain de froment	20 —
Gomme pulvérisée	10 —
Sucre blanc	60 —
Eau de fleurs d'oranger	10 —
Eau Q. S. pour	1 litre

Barnouvin a fait remarquer avec juste raison que la mie de pain fournit probablement à cette décoction blanche ses vertus curatives dans la diarrhée en produisant de l'acide lactique. On sait, en effet, depuis les travaux d'Hayem, l'action favorable de cet acide dans la cure des diarrhées.

Je dois aussi dire un mot d'un apozème très vanté et qui vient aider, dans une certaine mesure, l'action purgative des différentes tisanes laxatives dont je viens de parler : c'est le bouillon aux herbes. Il faut que l'on sache comment se fait le bouillon aux herbes, pour pouvoir répondre aux questions qui seraient faites à cet égard par les malades. Voici sa formule :

Feuilles fraiches d'oseille			40 gr.
—	—	de laitue	20 —
—	—	de poirée	10 —
—	—	de cerfeuil	10 —
Beurre			5 —
Sel marin			2 —
Eau			1 litre

On lave les feuilles, on les fait bouillir jusqu'à cuisson, on ajoute le sel et le beurre, et l'on passe.

A côté de toutes ces tisanes composées, un mot seulement sur les tisanes acides. Je n'en citerai qu'une, qui est d'ailleurs fort en usage; c'est la limonade ou la citronnade. Voici la formule de la citronnade :

Citron	N° 2
Eau bouillante	1000 gr.
Sucre	70 —

Et j'aurai fini ce qui a trait aux hydrolés, en parlant des eaux médicamenteuses d'une part, et, des eaux distillées de l'autre.

Des hydrolats.

Les eaux médicamenteuses sont nombreuses, et à la rigueur on peut considérer la liqueur de Van Swieten et la liqueur de Fowler comme des eaux médicamenteuses; mais l'une des plus répandues est l'eau de goudron, dont voici la formule :

Goudron	100 gr.
Eau distillée	3000 —

Quant aux eaux distillées, qu'on appelle *hydrolats*, elles constituent, pour le plus grand nombre, des véhicules pour nos potions. C'est l'eau de fleurs d'oranger, l'eau de tilleul, l'eau de laitue, etc.

Parmi ces hydrolats, il en est un qui occupe un rang important en thérapeutique, à cause de sa grande activité; c'est l'eau distillée de laurier-cerise. Ses propriétés médicinales sont dues à la présence d'acide cyanhydrique dans cette eau distillée.

Cette quantité d'acide est variable, selon l'époque où les feuilles ont été récoltées. Aussi, pour éviter tous les dangers qui pourraient résulter d'une trop grande quantité d'éléments toxiques, le Codex a exigé qu'on ramenât toujours la quantité d'acide cyanhydrique par litre à 50 centigrammes, au moyen d'addition d'eau; ce chiffre, en effet, varie entre 56 et 70 centigrammes.

Cette eau distillée de laurier-cerise s'administre par cuillerées à dessert chez l'adulte, et l'on peut en donner ainsi de 1 à 3 dans les vingt-quatre heures.

Chez l'enfant, c'est la cuillerée à café qu'il faut employer, et à la même dose.

J'en ai fini avec les hydrolés et les hydrolats, et il me faut maintenant aborder un groupe tout aussi important de médicaments, mais qui, au lieu d'avoir pour base l'eau, a pour base l'alcool; ce sont les alcoolés, les alcoolats, les alcoolatures. Je me propose d'exposer ce qui a trait à toutes ces préparations dans le prochain chapitre.

CHAPITRE XI

Des alcoolés, des œnolés et des saccharolés (teintures, vins et sirops médicinaux).

Dans le dernier chapitre, en exposant la méthode stomacale, j'ai montré la série des médicaments dans lesquels l'eau jouait comme véhicule le rôle le plus important; je vais examiner maintenant ceux où l'on utilise l'alcool pour dissoudre les principes actifs.

Si l'on en croit les auteurs, c'est un médecin du XIIIe siècle, Marcus Græcus, qui aurait signalé le premier l'alcool sous le nom d'*aqua ardens* (eau ardente).

Mais c'est Arnaud de Villeneuve qui reconnut le premier que l'alcool pouvait dissoudre les principes actifs des plantes médicinales, et nous aurons ici à étudier les alcoolés ou teintures, les alcoolatures et les alcoolats.

Commençons d'abord par les teintures.

Des Teintures. — Les teintures sont, il faut bien le reconnaître, des médicaments d'une action souvent incertaine et ayant des effets variables; ceci résulte surtout des deux circonstances suivantes : du titre de ces solutions, d'une part, et du titre de l'alcool qui sert à les préparer de l'autre.

Pour le titre de la solution, le rapport a été variable suivant les époques et suivant les pays. Pour la France, nous avons adopté d'abord le chiffre de 1 à 4, puis de 1 à 8, et aujourd'hui, pour l'immense majorité des teintures, après les recherches de Personne, ce titre est de 1 à 5. Mais à l'étranger il n'en est plus de même, et l'on voit alors un grand nombre de teintures être faites dans les différents pays à des titres extrêmement variables.

Si l'on en croit un travail fort intéressant de Domergue (1), il faudrait encore modifier le chiffre fourni par le Codex, et, suivant les espèces, faire des teintures tantôt à 1 dixième, tantôt à 1 cinquième.

Le titre de l'alcool devrait aussi varier, et cela depuis l'alcool à 90 degrés utilisé pour la teinture d'iode jusqu'à l'alcool à 60 degrés, qu'on pourrait prendre pour l'aloès, l'aconit, la digitale, le colchique, etc.

Toutes ces circonstances font, comme on le voit, qu'il est toujours nécessaire, lorsque l'on formule des teintures, de préciser le titre de la solution que l'on veut prescrire. Il faudrait même indiquer le titre de l'alcool que le pharmacien doit employer.

J'ai dit que les teintures étaient toutes à un cinquième; mais pour les substances animales, les teintures sont à un dixième : teinture de cantharide, de cochenille, etc. Enfin la teinture d'iode serait à un douzième.

Toutes ces teintures se préparent par divers procédés : solution, macération, lixiviation; c'est comme on le sait, dans un appareil dit *à déplacement* que se fait cette dernière opération.

De même qu'il y a des teintures simples, il y a des teintures composées. Quelques-unes méritent d'être signalées : il y a d'abord la teinture de jalap com-

_____

(1) DOMERGUE, *les Teintures alcooliques de la pharmacopée française.*

posée, purgatif si répandu sous le nom d'*eau-de-vie allemande*. Voici sa formule :

Racine de jalap..	80 gr.
—　　de turbith.....................................	10 —
Scammonée d'Alep......................................	20 —
Alcool à 60°..	960 —

C'est un purgatif drastique très énergique et fort utile, qu'on administre à la dose de 15 à 30 grammes par jour.

L'autre élixir dont j'ai à parler est l'élixir parégorique; c'est une excellente préparation qui produit, dans le traitement de la diarrhée, les meilleurs résultats. Mais elle donne bien raison à ceux qui soutiennent l'action si variable de ces teintures selon les pays, car chaque pays a, pour ainsi dire, adopté une formule spéciale.

On peut en juger par le tableau suivant, que j'emprunte au travail de Domergue :

	Angleterre	Belgique	Hollande	Suisse	États-Unis(1)	Chili	Allemagne
Opium pulvérisé........	4.956	5.0	5	5	4	5	5
Acide benzoïque........	4.956	5.0	20	5	4	10	20
Camphre.....	3.017	3.5	10	5	4	5	10
Essence d'anis........	2.910	2.5	5	5	5	2	5
Pour 1000 d'alcool à..	57°	80°	70°	70°	55°	60°	70°
Opium pour 10 gr......	0.046	0.048	0.05	0.05	0.04	0.05	0.05

Pour la France, voici la formule qui a été adoptée :

		Pour 100 d'alcool
Extrait d'opium........	3 gr.	4.615
Acide benzoïque........	3 —	4.615
Huile volatile d'anis. .	3 —	4.615
Camphre..............	2 —	3.077
Alcool à 60°...........	650 —	1000. »

(1) La teinture américaine contient, en plus des substances citées plus haut, 40 pour 100 de glycérine.

L'élixir parégorique français renferme, par dix grammes, 0,044 d'extrait d'opium.

Domergue prétend que nous devrions le formuler de la façon suivante, de manière à ramener à 10 centigrammes la quantité d'opium contenue dans 10 grammes, et voici la formule qu'il propose ;

Extrait d'opium.............................. ⎫	
Acide benzoïque........... .... ⎬ ãã 5 gr.	
Essence d'anis............................... ⎭ —	
Camphre....................................	3 —
Alcool à 60°.................................	982 —

Il est encore une autre teinture composée très répandue : ce sont les gouttes amères de Baumé, qui doivent s'appeler *teinture de fèves de Saint-Ignace composée*. La formule qu'a donnée Baumé a été bien peu modifiée; voici celle qui est adoptée aujourd'hui :

Fèves de Saint-Ignace râpées.............	500 gr.
Carbonate de potasse.....................	5 —
Suie.....................................	1 —
Alcool à 60°..............................	1000 —

On pourrait aussi, par extension, faire rentrer le laudanum dans ces teintures; cependant, j'en parlerai plutôt à propos des vins, et je passe maintenant aux alcoolatures.

Des alcoolatures. — Ce qui distingue l'alcoolature de l'alcoolé ou teinture, c'est que, dans cette dernière, on se sert de la plante sèche, et que la proportion du mélange est de 1 pour 5 parties d'alcool, tandis qu'au contraire, dans les alcoolatures, c'est la plante fraîche qu'on utilise, et cette fois le mélange se fait à parties égales d'alcool et de plante fraîche.

Dans la pratique, il n'y a vraiment qu'une alcoolature dont on fasse grand usage : c'est l'alcoolature de racines d'aconit. Autrefois, c'étaient les feuilles d'aconit qui étaient employées; c'est une préparation tout à fait inefficace, ne contenant que des traces inappréciables d'aconitine et qu'on doit repousser. Seule, comme l'a montré Guéneau de Mussy, l'alcoolature de racines d'aconit est active, et c'est cette dissemblance dans la préparation des alcoolatures en France et en Angleterre qui a permis d'expliquer l'opinion si différente émise par les thérapeutes français et les thérapeutes anglais sur la valeur de l'alcoolature d'aconit.

Aujourd'hui tout le monde est d'accord pour considérer l'alcoolature de racines d'aconit, non seulement comme active, mais même comme toxique; il faut donc être ménager dans son emploi à cause de son inégalité d'action, et ne pas dépasser, chez l'adulte, 30 à 40 gouttes dans les vingt-quatre heures. Chez l'enfant, c'est 10 gouttes qu'il ne faut pas dépasser, et cela en fractionnant les doses.

On a beaucoup discuté sur la valeur comparée des alcoolatures et des teintures, et Dupuy a fort bien résumé cette question dans son traité de pharmacie (1). Ainsi tandis que Hébert, Dorvault, Bourgoin considèrent les alcoolatures comme plus actives que les teintures. Soubeiran et surtout Rébault, de Toulouse (2) les tiennent comme inférieures aux teintures.

Ce qu'il y a d'intéressant dans le travail de Rébault à notre point de vue spécial, c'est qu'il a établi par des expériences sur l'homme et sur les animaux l'activité comparée des alcoolatures et des teintures et voici ses conclusions :

(1) Dupuy. *Cours de pharmacie*. Paris, 1894. Tome Ier, p. 403.
(2) Rébault, de Toulouse. *Études comparatives des teintures alcooliques et des alcoolatures*, détermination de leur équivalent thérapeutique.

A. Une partie de teinture d'aconit équivaut ou est aussi active que 1,55 d'alcoolature.

B. Une partie de teinture de belladone équivaut à 2,57 d'alcoolature.

Je ne signalerai pas les autres alcoolatures qui sont peu employées, indiquant seulement que l'alcoolature de ciguë est plus de cinq fois plus active que la teinture.

Vigier a soutenu la même opinion que Rébault et n'hésite pas à affirmer que les teintures sont deux fois plus actives que les alcoolatures.

En présence des expériences de Rébault et des recherches de Vigier, il semble que désormais nous devions accepter comme démontrée cette opinion qui veut que dans leur ensemble les teintures l'emportent toujours sur les alcoolatures.

Pour nous, médecins, nous devons surtout retenir ce fait lorsque nous prescrivons les préparations d'aconit et ne pas confondre teinture avec alcoolature. Pour ma part, j'ai pu observer plusieurs cas où la substitution de la teinture à l'alcoolature avait déterminé chez les malades qui ignoraient cette différence d'action des phénomènes toxiques.

Des alcoolats. — Les alcoolats résultent de la distillation de l'alcool sur les substances actives; l'eau de mélisse est un alcoolat, ainsi qu'un très grand nombre de liqueurs de table.

Comme il y avait des alcoolés simples et des alcoolés composés, il y a des alcoolats simples et des alcoolats composés. Ce sont de ces derniers que nous faisons surtout usage. Le baume de Fioravanti est un alcoolat qui renferme un très grand nombre de substances : térébenthine, cannelle, muscade, styrax, myrrhe, racine de gingembre, etc. L'eau de Cologne devrait être un alcoolat, mais le plus souvent c'est un alcoolé, c'est-à-dire qu'on verse directement dans l'alcool les essences aromatiques qui lui donnent son parfum. C'est, d'ailleurs, ainsi que l'on procède aujourd'hui pour les liqueurs à bas prix, et c'est en dissolvant les principes aromatiques dans l'alcool en y ajoutant un sirop de sucre qu'on les obtient rapidement.

Éthérolés. — De même qu'on s'est servi de l'alcool pour dissoudre les principes actifs des plantes, de même aussi on a utilisé l'éther pour arriver au même but et l'on a constitué ainsi une série de médicaments analogues aux alcoolats et aux alcoolés auxquels on donne le nom d'*éthérolés*.

En pratique, on se sert bien peu des éthérolés et l'on n'en utilise que deux ; encore pourrait-on dire qu'on n'en utilise qu'un seul : c'est la teinture éthérée de fougère mâle, qui est un excellent médicament antihelminthique, et qui sert de base à la formule de Créquy, qui est la suivante :

Teinture éthérée de fougère mâle.......... 8 gr.
Calomel .... 1 —

A capsuler dans seize capsules, que l'on devra prendre dans l'espace d'une heure.

L'autre éthérolé est la teinture éthérée de digitale, qui ne paraît avoir aucun avantage sur la teinture alcoolique.

Je passe à l'étude d'un groupe très important de substances médicamenteuses, dans lequel l'alcool joue le rôle le plus important : je veux parler des vins médicinaux, qu'on a décrits aussi, en pharmacie, sous le nom d'*œnolés*.

Œnolés. — Le nombre des vins médicamenteux

est considérable, et je désire appeler l'attention sur quelques-uns d'entre eux. En tête, je placerai le vin de quinquina, qui est le type de ces préparations. Je suis un adversaire résolu du vin de quinquina, dont on a fait un véritable abus.

Le vin de quinquina est un vin très tannique et il faut, pour le supporter, un estomac excellent. Comme, dans les cas d'anémie et d'affaiblissement où ce vin est conseillé, il existe presque constamment des troubles digestifs, on comprend qu'on tire plus d'effets désastreux de son emploi que d'effets utiles. En tout cas, on doit savoir comment se fait le vin de quinquina.

C'est le quinquina rouge qui est indiqué sur le Codex; c'est celui qui contient le plus de tanin. Sur 50 grammes d'écorce de quinquina concassé on verse 100 grammes d'alcool à 60 degrés; on laisse macérer pendant vingt-quatre heures ou quarante-huit heures, puis on ajoute un litre de vin rouge.

Bien entendu, on peut employer un grand nombre de vins : vin de Malaga, vin de Grenache, etc. On filtre après quelques jours de macération, et l'on a alors le vin de quinquina.

Le vin de quinquina de nos hôpitaux a une préparation complètement différente. En présence de la consommation énorme qui s'y fait ainsi que dans les bureaux de bienfaisance où il est ordonné d'une façon banale à tous les malades, on a augmenté l'amertume de ce vin en mettant parties égales de gentiane et d'écorce de quinquina.

Je ne parlerai ni du vin de gentiane ni du vin antiscorbutique. Je ne signalerai que deux sortes de vins qui ont une activité thérapeutique très grande : je veux parler des laudanums qui sont des vins d'opium, et des vins de digitale et de scille, que l'on décrit sous le nom de *vin de Trousseau* ou *de l'Hôtel-Dieu* et de *vin de la Charité*.

Le laudanum de Sydenham est une des meilleures préparations d'opium et peut-être la plus répandue.

Voici la formule de ce laudanum :

Opium officinal	200 gr.
Safran...............................	100 —
Cannelle de Ceylan....................	} $\tilde{a}a$ 15
Girofle	}
Vin de Malaga ou de Grenache..........	1000 —

Un gramme de ce laudanum correspond à un peu plus de 10 milligrammes de morphine. Au compte-gouttes officinal le laudanum de Sydenham donne 33 gouttes pour 1 gramme ; donc, quand on donne 33 gouttes de laudanum, on administre 1 centigramme de morphine. Cette dose de 33 gouttes n'est jamais administrée en une fois, et c'est toujours de 5 à 10 gouttes que l'on ordonne.

Le goût et la coloration du laudanum de Sydenham résultent de la présence du safran, et comme ce goût répugne à certaines personnes, on s'est efforcé de formuler des vins d'opium sans safran. Mon maître Béhier avait imaginé une formule ; Bouchardat en avait proposé une autre. Elles sont, aujourd'hui, toutes abandonnées, et seule la vieille formule de Sydenham a été gardée, car, comme l'a montré Delioux de Savignac, le safran a une action réelle dans l'effet sédatif de cette préparation.

Bien entendu, il ne faut jamais confondre le laudanum de Sydenham avec celui de Rousseau. Ce dernier est un vin par fermentation dont voici la formule :

Opium officinal....................................	200 gr.
Miel blanc.......................................	600 —
Eau distillée.....................................	3000 —
Levure de bière fraîche..........................	40 —
Alcool à 60°.....................................	200 —

On fait fermenter le tout à une température de 25 à 30 degrés, puis on filtre la liqueur et on la réduit à 600 grammes. C'est à ce moment seulement qu'on introduit l'alcool.

Le laudanum de Rousseau est beaucoup plus actif que celui de Sydenham ; tandis que 4 grammes de laudanum de Rousseau correspondent à 1 gramme d'opium, 4 grammes de laudanum de Sydenham ne correspondent qu'à 50 centigrammes d'opium. Ou encore, tandis que 1 gramme ou 33 gouttes de lau danum de Sydenham correspondent à 10 milligrammes de morphine, 35 gouttes ou 1 gramme de laudanum de Rousseau correspondent à 20 milligrammes de morphine. C'est donc un médicament d'une énergie double.

Ici, comme on le voit, le safran n'intervient pas. Aussi, chez les personnes qui ne peuvent supporter le goût du safran, on peut utiliser le laudanum de Rousseau, préparation beaucoup moins employée que le vin composé d'opium.

Une autre préparation très répandue et aussi très active est ce qu'on appelle le vin de Trousseau, auquel on donne aussi le nom de « vin de digitale composé de l'Hôtel-Dieu.

Voici la formule de ce vin :

Digitale en poudre demi-fine...............	5 gr.
Squames de scille.........................	7,50
Baies de genièvre.........................	75
Acétate de potasse sec.....................	50
Alcool à 90°..............................	100
Vin blanc.................................	900

Vingt-quatre grammes de ce vin correspondent à 10 centigrammes de digitale.

C'est un médicament très actif et dont on doit toujours surveiller l'emploi. On a d'ailleurs proposé beaucoup d'autres formules de ce vin diurétique, et tâché de faire un dosage exact de scille et de digitale. Voici la formule qui est proposée par Dufour :

Digitale	10	parties
Scille	10	—
Baies de genièvre	75	—
Acétate de potasse	50	—
Alcool à 90°	100	—
Vin blanc	850	—

On fait macérer pendant dix jours, on exprime et l'on filtre.

Dix grammes de ce vin contiennent 50 centigrammes d'acétate de potasse, 10 centigrammes de digitale et 10 centigrammes de scille. Ils est donc plus énergique et plus toxique que le précédent.

On peut opposer au vin de digitale composé de l'Hôtel-Dieu ou vin diurétique de Trousseau, le vin diurétique amer de la Charité, qui n'est, lui, qu'un vin de scille composé, ne renfermant pas de digitale.

Voici sa formule :

Squames de scille	15	parties
Racines d'asclépiade	15	—
Racines d'angélique	15	—
Quinquina gris	60	—
Ecorce de Winter	60	—
Feuilles d'absinthe	30	—
Feuilles de mélisse	30	—
Baies de genièvre	15	—
Macis	15	—
Ecorce fraîche de citron	30	—
Alcool à 60°	200	—
Vin blanc	4 litres	

On peut, à côté des vins médicinaux, placer les vinaigres et les bières. Je dirai peu de chose des bières médicinales, qui ne sont pas employées dans notre pays.

Vinaigres médicinaux. — Quant aux vinaigres, je n'ai que quelques mots à en dire. Autrefois, on se servait d'un vinaigre antiseptique dit *vinaigre des Quatre-Voleurs*, qui renfermait un grand nombre de plantes aromatiques ; mais ce vinaigre n'est plus utilisé.

Il est une autre préparation, au contraire, qui rend de grands services dans le traitement des affections de l'estomac : je veux parler des gouttes noires anglaises qui ne sont, en résumé, qu'un véritable vinaigre d'opium dont voici la formule :

Opium officinal	100	gr.
Acide acétique cristallisable	60	—
Eau distillée	540	—
Muscade	25	—
Safran	8	—
Sucre	50	—

Autrefois, on donnait à ces gouttes une coloration noire (d'où leur nom) en y ajoutant de la suie.

C'est une préparation d'opium excessivement active. Elle représente une activité double du laudanum de Sydenham.

On oppose souvent les gouttes blanches de Gallard aux gouttes noires anglaises. Si elles ont la même indication thérapeutique, elles ont une composition absolument différente, car les gouttes blanches de Gallard sont une dissolution de morphine dans l'eau de laurier-cerise. En voici la formule :

Chlohydrate de morphine	dix centigr.
Eau de laurier-cerise	10 gr.

Comme j'ai déjà parlé de l'élixir parégorique, du

laudanum de Sydenham et du laudanum de Rousseau, il y a un intérêt à considérer dans leur ensemble ces différentes préparations; c'est ce qu'a fait Yvon. *Pour représenter 5 centigrammes d'extrait d'opium, il faut prendre :*

```
.   10 gr, 00  d'élixir  parégorique du Codex;
     6  , 00      —          —        d'Edimbourg;
     0  , 20 ou 7 gouttes noires anglaises;
     0  , 40 ou 14 gouttes de laudanum de Rousseau;
     0  , 80 ou 26 gouttes de laudanum de Sydenham.
```

Ce sont là des chiffres que l'on ne doit jamais oublier, la dose de 5 centigrammes d'extrait d'opium étant une dose moyenne.

Pour tout ce qui a trait aux médicaments sous forme liquide, j'ai à parler, en terminant, des saccharolés, c'est-à-dire des sirops médicinaux.

Saccharolés. — Ces saccharolés se divisent eux-mêmes en deux grands groupes : les sirops et les mellites.

Je n'entrerai pas dans l'étude de la préparation de ces sirops; seulement je tiens à faire connaître la différence qui sépare les sirops des pharmaciens des sirops dits de *fantaisie* que l'on trouve chez les épiciers.

Les sirops des pharmaciens doivent toujours avoir pour base le sucre; les sirops de fantaisie, au contraire, sont sucrés avec des glucoses. Il en résulte ce fait assez intéressant que, comme je l'ai demontré, les lactoses et les glucoses ayant un effet diurétique, lorsqu'on veut obtenir une action sur les urines, il faut plutôt prendre son sirop chez l'épicier que chez le pharmacien. D'ailleurs, j'ai donné dans mes *Nouvelles Médications*, et l'on trouvera dans la thèse de mon élève Sophie Meilach (1) la formule d'un sirop de glycose. Cette formule la voici :

(1) Sophie MEILACH, *les Sucres comme diurétiques* (thèse de Paris, 1889).

Glycose solide purifiée................. 750 gr.
Eau........................... 250 —
Teinture de zestes de citron...... Q. S. pour aromatiser.

Pour 1 litre de sirop.

Mais revenons aux sirops pharmaceutiques. La fabrication de ces sirops, très analogue à celle des tisanes, permet de les diviser en plusieurs groupes; ce sont d'abord les sirops par simple solution; le sirop de fleurs de pêcher que l'on ordonne chez les jeunes enfants comme laxatif en est un exemple.

Nous avons ensuite les sirops par macération, par exemple le sirop de guimauve, tandis qu'au contraire le sirop de baume de Tolu est un sirop par digestion.

Les sirops béchiques, tels que le sirop de capillaire, le sirop de polygala, sont des sirops par infusion.

Le sirop de lichen se fait par décoction. Enfin le sirop d'orgeat, qui est très répandu, est un sirop par émulsion.

Pour certains sirops, on est forcé de faire intervenir l'alcool pour maintenir leur limpidité. C'est ce qui arrive pour le sirop de quinquina.

De même qu'il y avait des tisanes simples et des tisanes composées, de même aussi il y a des sirops simples et des sirops composés.

Il est quelques-uns de ces sirops composés que l'on doit connaître; par exemple, c'est le sirop de salsepareille, autrement dit « *sirop de Cuisinier, sirop dépuratif, sirop sudorifique* ». Voici sa formule :

Salsepareille fondue et coupée.......... 1000 parties.
Pétales de roses pâles................. 60 —
Fruits d'anis vert.................... 60 —
Feuilles sèches de bourrache.......... 60 —
Feuilles de séné............. .... 60 —
Eau............................. Q. S.
Miel blanc........................ ⎱ aã 1 000 gr.
Sucre blanc....................... ⎰

Il y a aussi le sirop de chicorée composé, si communément employé chez les enfants. Voici sa formule.

Rhubarbe de Chine...................	200 parties.
Racine de chicorée...................	200 —
Feuilles de chicorée...................	300 —
Fumeterre...................	100 —
Scolopendre...................	100 —
Baies d'alkékenge...................	50 —
Cannelle de Ceylan...................	20 —
Santal citrin...................	20 —
Sucre blanc...................	3000 —
Eau distillée...................	Q. S.

Il y a encore le fameux sirop antiscorbutique, qu n'est, en résumé, que du sirop de raifort composé. Voici sa formule :

Racines fraîches de raifort...................	1000 parties.
Feuilles fraîches de cochléaria...................	1000 —
Feuilles fraîches de cresson...................	1000 —
Feuilles sèches de ménianthe...................	100 —
Zestes d'orange amère...................	200 —
Cannelle de Ceylan...................	50 —
Vin blanc...................	4000 —
Sucre blanc...................	5000 —

Mellites. — Je termine par quelques mots sur les mellites. Ce sont des mélanges à parties égales de miel et de la plante. Il est deux mellites dont on fait grand usage : l'un pour les collutoires et les gargarismes : c'est le mellite de roses ; l'autre est le mellite de mercuriale, que l'on prescrit dans les lavements.

La mercuriale est cette euphorbiacée qui croît en abondance dans nos jardins, et à laquelle ses propriétés laxatives ont fait donner les noms populaires de *caquenlit* et de *foirolle*.

Si les propriétés purgatives du miel de mercuriale sont douteuses, il n'en est pas de même d'un mellite très actif comme purgation, c'est le mellite de fleur de soufre, mélange agréable à prendre et qui purge facilement et activement à la dose d'une cuillerée à bouche.

Oxymels. — Pour terminer, il me faut dire un mot de ce qu'on décrit sous le nom d'*oxymel*. Les oxymels sont un mélange de miel avec du vinaigre, et il est un oxymel dont on se sert encore comme diurétique, c'est l'oxymel scillitique, dont voici la formule :

```
Miel blanc........................... 200 parties.
Vinaigre  scillitique.................  50   —
```

Dans un précédent chapitre j'ai étudié déjà les ustensiles qui servaient à contenir les médicaments liquides administrés par la bouche, c'est-à-dire l'appareil instrumental. Dans les chapitres suivants j'ai examiné les différentes parties qui entrent dans la confection de ces préparations liquides. Il ne me reste plus qu'à faire la synthèse du tout, c'est-à-dire à montrer comment on devra formuler, prescrire et associer ces différentes substances pour constituer des potions.

CHAPITRE XII

De l'administration des médicaments liquides.

Nous venons de passer en revue les différentes substances médicamenteuses liquides qu'on administre par l'estomac, les vases et instruments qui servent à les contenir. Il me reste maintenant à dire comment on doit les prescrire.

Je n'insisterai pas sur les capsules; on a bien rarement à ordonner la capsulation du médicament que l'on prescrit. Ces capsules se trouvent toutes faites dans le commerce; et il y a même des usines presque exclusivement consacrées à cette fabrication. Dans l'ordonnance, il suffit de dire à quel moment ces capsules doivent être prises et leur nombre.

Je rappellerai à ce propos que le succès des préparations balsamiques, comme le baume de copahu, par exemple, dans le traitement de la blennorrhagie, réside en entier dans le fractionnement des doses, de telle sorte que l'urine soit toujours chargée d'une certaine quantité d'acide copahivique. Il faut donc que toutes les heures, toutes les deux heures ou toutes les trois heures, le malade prenne une de ces capsules.

Dans d'autres cas, les capsules doivent être absorbées, au contraire, en une seule fois et souvent même en nombre considérable. C'est ce qui [arrive pour le remède de Créquy qui, comme je l'ai déjà dit, comprend seize capsules renfermant 8 grammes de teinture éthérée de fougère mâle et 1 gramme de calomel.

Il faut que cette dose soit prise dans l'espace d'une heure.

Pour les médicaments qu'on administre par gouttes ce sont le plus souvent des préparations également toutes faites, et l'on ordonne tant de gouttes de teinture de digitale, d'alcoolature de racines d'aconit, de laudanum, etc., etc. Dans la prescription, on n'a qu'à indiquer le nombre de gouttes qu'on doit prendre et le moment où elles doivent être prises. Bien entendu, il faut insister sur la nécessité de se servir d'un compte-gouttes officinal, le seul qui nous permette de donner avec précision les médicaments sous cette forme.

On doit aussi indiquer dans quel véhicule ces gouttes doivent être prises : soit de l'eau, soit de la tisane, soit dans une solution médicamenteuse. Cette association dans les solutions médicamenteuses est assez fréquente.

Dans le diabète, un des traitements qui donnent chez les arthritiques les meilleurs résultats, comme l'avait montré Martineau, c'est l'association du carbonate de lithine avec l'arsenic, que l'on prescrira alors sous la forme suivante :

Le malade prendra, avant le déjeuner et le dîner, le mélange suivant; dans un verre d'eau de Vichy (Hauterive), faire dissoudre une des doses suivantes :

Carbonate de lithine................... 10 gr.

En trente doses et ajouter 2 gouttes de la liqueur suivante :

Liqueur de Fowler..................... 10 gr.

Je puiserai l'autre exemple dans la potion que j'ai l'habitude de formuler contre la grippe et la bronchite, et où le malade associe différentes substances liquides médicamenteuses.

Prendre trois fois par jour, le matin, dans l'après-midi et le soir, le mélange suivant : dans une tasse d'infusion de polygala, verser les trois substances qui suivent;

<pre>
A. Deux cuillerées à bouche de sirop
   de tolu............................. 300 gr.
B. Une cuillerée à dessert d'eau dis-
   tillée de laurier-cerise........... 120 —
C. Dix gouttes d'alcoolature de racines
   d'aconit...........................   10 —
</pre>

Dans d'autres cas, le médicament que l'on emploie par gouttes ne se trouve pas tout préparé dans l'officine, et c'est une préparation magistrale que l'on ordonne. Ces préparations varient à l'infini, et l'on associe ainsi un très grand nombre de teintures dans un but thérapeuthique donné. Par exemple, contre les hémorrhagies, on associe la teinture d'hamamelis à la teinture d'hydrastis, et la formule est ainsi faite :

Le malade prendra avant le déjeuner et le dîner, dans un demi-verre d'eau, 20 gouttes du mélange suivant :

<pre>
Teinture d'hamamelis.................. ⎫
Teinture d'*Hydrastis canadensis*....... ⎬ ãã 5 gr.
</pre>

Je prescris souvent contre la goutte une formule qui m'a donné de bons résultats :

Le malade prendra matin et soir, dans une tasse d'infusion de fleurs de fèves, 20 gouttes du mélange suivant :

Teinture de semences de colchique......)
—   gaïac....................)
—   quinine (au cinquième)......) $\widetilde{a}a$ 2 gr.
—   racines d'aconit...........)

Enfin, dans quelques cas on ordonnera la dissolution de principes actifs dans un liquide à prendre sous forme de gouttes. Je donnerai comme exemple la digitaline.

Je n'ai pas ici à aborder la question se rapportant à la digitaline, cela nous entraînerait très loin; mais on n'ignore pas qu'il existe deux digitalines, toutes les deux amorphes et cristallisées : l'une est la digitaline française, soluble dans le chloroforme, insoluble dans l'eau; l'autre est la digitaline allemande, insoluble dans le chloroforme et soluble dans l'eau. Cette dernière est quatorze fois moins active que la première. Aussi, dans la formule, il faut avoir bien soin de préciser la digitaline dont on doit se servir, et voici comment on prescrira cette solution :

Le malade prendra trois fois par jour, au premier, second déjeûner et au dîner, dans un peu d'eau ou dans de la tisane de chiendent, 20 gouttes de la solution suivante :

Digitaline cristallisée soluble dans le
    chloroforme................. ....un centigr.
Alcool à 90 degrés.................... 9 gr.
Glycérine neutre..................... 6 —

Cette dose de 60 gouttes en vingt-quatre heures correspond à 1 milligramme de digitaline, et l'on ajoutera que le malade devra interrompre cette médication au bout de quatre à cinq jours pour la reprendre après quelques jours de repos.

J'ai peu de chose à dire des tisanes. Il faut toujours avoir bien soin de spécifier au malade comment il doit préparer sa tisane, le pharmacien restant le plus souvent étranger à cette préparation.

On doit donc indiquer si c'est par macération, infusion ou décoction que la tisane doit être faite. On doit aussi indiquer la quantité de substance à employer. J'ai donné à cet égard des chiffres que je me **permet**trai de rappeler : c'est qu'*une pincée* de fleurs correspond à peu près à 2 grammes et que le plus grand nombre **des tisanes** se fait avec 10 à 20 grammes pour 1 litre. De telle **sorte** qu'il faut environ, pour un verre d'infusion, une pincée **de fleurs**.

Je ne puis donner ici le tableau **de toutes** les préparations de tisanes, et je renverrai à celui **qu'a** publié Yvon dans son *Art de formuler* (1).

Il faut faire subir souvent quelques préparations aux plantes qu'on emploie comme tisanes ; le chiendent doit être battu et concassé avant d'être utilisé. Pour le lichen, jeter d'abord la première eau pour enlever le principe amer, etc.

Enfin, il faut indiquer aussi le sirop qui doit édulcorer ces tisanes et qui peut, dans certains cas, augmenter leur action thérapeutique. C'est ainsi qu'on associe aux tisanes béchiques des sirops béchiques, aux tisanes diurétiques des sirops diurétiques, etc.

Et j'arrive maintenant aux solutions et aux potions.

Des solutions. — La solution est une des meilleures formes des préparations médicamenteuses liquides ; elle permet de prolonger la médication sans avoir chaque jour recours à une nouvelle potion. Donc lorsqu'on aura à ordonner des sels solubles dans l'eau, on le fera de la façon suivante :

(1) Yvon. *Art de formuler*, p. 222. Paris, 1879.

En prenant comme base le chiffre de 15 grammes de la substance active et de 250 grammes d'eau, on a, par cuillerée à soupe, 1 gramme à peu près du corps dissous. Ainsi donc, pour le bromure de potassium, l'iodure de potassium, le salicylate de soude, etc., on peut prendre la formule générale suivante :

Iodure de potassium..................... 15 gr.
Eau............... .... 250 —

Il faudra indiquer dans la prescription à quel moment doit être prise la cuillerée à soupe et dans quel liquide elle doit être absorbée. Je rappellerai à ce propos que, pour les substances amères ou à goût nauséeux, telles que le salicylate de soude, l'antipyrine, les iodures, le café noir sucré est un excellent véhicule, et cela, non seulement parce qu'il dissimule assez bien le goût, mais encore parce que ces mélanges peuvent être pris à la fin des repas, circonstance toujours favorable pour l'administration des médicaments.

Dans cette prescription, il faudra se rappeler la solubilité des corps que l'on ordonne. Certains sels sont peu solubles, par exemple le chlorate de potasse, et il ne faut pas qu'il reste au fond de la solution de la substance non dissoute. Dans certains cas, pour obtenir cette solution, on est forcé de faire intervenir un autre corps. Ainsi, dans la série xanthique, la caféine et la théobromine ne sont pas solubles dans l'eau, et quant aux prétendus sels de bromhydrate et de citrate de caféine ou de théobromine, ils n'existent pas. Pour obtenir des solutions avec ces médicaments, il faut utiliser, soit le salicylate de soude, soit le benzoate de soude, comme nous l'a montré Tanret, et voici la formule que l'on peut employer :

<pre>
Caféine ....   7 gr.
Benzoate de soude....................   7 —
Eau.......................... .... 250 —
</pre>

Chaque cuillerée à bouche contiendra 50 centigrammes de principe actif.

Si c'est la théobromine que l'on prescrit on usera de la formule suivante :

<pre>
Théobromine ....   7 gr.
Salicylate de soude....................   7 —
Eau .... 250 —
</pre>

J'arrive maintenant aux potions.

Des potions. — Les potions se divisent en trois groupes : les potions proprement dites, les juleps et les loochs.

Il semble qu'on n'est pas bien fixé encore sur la différence qui sépare la potion proprement dite du julep.

Si l'on s'en rapporte à Yvon (1), les juleps seraient des potions transparentes, tandis qu'au contraire les potions proprement dites renferment des substances insolubles, tenues en suspension à l'aide d'un mucilage. Au contraire, dans sa définition du *Dictionnaire de médecine*, Lereboullet veut que le julep soit une préparation liquide, exclusivement composée d'un sirop mucilagineux dissous dans un hydrolat, ou une infusion de plantes émollientes ou même une émulsion.

En présence de ces divergences, je crois qu'il faut accepter tout simplement le mot *julep* comme synonyme de *potion.*

(1) Yvon. *Notions de pharmacie nécessaire au médecin.* t. II, p. 26. Paris.

La potion est le plus ordinairement de 120 à 125 grammes, et cette contenance correspond à sept cuillerées à bouche ou à neuf cuillerées à dessert, ou à vingt-huit cuillerées à café.

On doit retenir ces chiffres de manière que, lorsque l'on ordonnera plusieurs cuillerées à bouche de la potion en vingt-quatre heures, ce nombre ne dépasse pas sept pour ce laps de temps.

Dans une potion, il y a toujours trois parties essentielles : la substance active ou les substances actives, le véhicule et enfin un sirop pour édulcorer le tout.

Lorsque l'on prescrit une potion, il faut, dans la formule, suivre toujours un ordre donné. On prescrit d'abord la substance active, puis le véhicule et enfin le sirop. Il est une potion dont je me sers beaucoup et que j'appelle la *potion à tiroirs*, c'est-à-dire qui sert de base aux préparations calmantes. Elle est ainsi formulée :

Eau de laurier-cerise....................	30 gr.
— tilleul...........................	30 —
— laitue...............	30 —
Sirop diacode...........................	30 —

Bien entendu on ajoute à cette potion tous les principes actifs que l'on veut, par exemple de l'alcoolature de racines d'aconit ou bien du bromure. Pour le sirop, on le modifie encore et on peut mettre du sirop de chloral, de morphine, etc.

Il faut toujours que la potion soit limpide, et je dis cela surtout à propos de substances comme l'extrait mou de quinquina, qui, si l'on n'ajoute pas d'alcool, fait une potion trouble et d'aspect désagréable.

Voici, par exemple, une formule qui donne une potion à l'extrait mou de quinquina limpide et agréable :

<pre>
Extrait mou de quinquina..............   8 gr.
Alcoolat de mélisse................... 30 —
Teinture de cannelle.................. 10 —
Vin de Grenache....................... 50 —
Sirop d'écorces d'oranges............. 30 —
</pre>

Quelquefois, cependant, la potion contient des principes insolubles et, dans ce cas, il est recommandé d'agiter la préparation avant de s'en servir. Telle est, par exemple, potion au sous-nitrate de bismuth que je recommande dans les cas de diarrhée et que je formule de la façon suivante :

<pre>
Sous-nitrate de bismuth............... 10 gr.
Laudanum de Sydenham..................   x gouttes.
Alcoolat de menthe.................... 10 gr.
Infusion de bistorte.................. 80 —
Sirop de ratanhia..................... 30 —
</pre>

Pour les juleps, qui sont si fréquemment donnés dans les hôpitaux et que l'on voit prescrire d'une façon banale sous le nom de *julep calmant*, ils ont pour base le sirop d'opium et l'eau de fleurs d'oranger. Voici leur formule :

<pre>
Eau de fleurs d'oranger...............   20 gr.
Eau de tilleul........................ 120 —
Sirop d'opium.........................   10 —
</pre>

Quant au julep gommeux, voici sa formule :

<pre>
Gomme arabique........................ 10 gr.
Eau de fleurs d'oranger............... 10 —
Eau................................... 100 —
Sirop de gomme........................ 30 —
</pre>

Dans la prescription des potions, il faut que l'on sache bien qu'il existe des incompatibilités, et il est une loi formulée par Yvon et qui me paraît absolument juste ; la voici.

« Il ne faut jamais associer des substances qui, par

une réaction mutuelle, peuvent donner naissance à des composés nouveaux. »

Ainsi, lorsque l'on ordonne une potion au perchlorure de fer, on doit éviter les substances tanniques qui constitueraient alors du tannate de fer et feraient par suite perdre au perchlorure de fer ses propriétés médicamenteuses. Eviter aussi les émulsions gommeuses, qui précipitent le perchlorure de fer. Ne pas placer non plus dans la même potion un acide et une base pouvant se combiner ou se décomposer. Il y a là toute une série de précautions à prendre et que l'on doit connaître.

Il est cependant des cas dans lesquels il faut obtenir, par l'action simultanée d'une substance chimique sur l'autre, un corps qui, produit pour ainsi dire instantanément, agit au point de vue thérapeutique. C'est ce qui arrive, par exemple, dans la *potion* ou plutôt les *potions de Rivière*, qu'on appelle encore *potion antivomitive*, et qui se compose de deux potions, l'une acide et l'autre alcaline.

On prend successivement et sans intervalle une cuillerée de l'une et de l'autre de ces potions, et l'acide carbonique qui se produit s'oppose aux contractions des fibres stomacales.

Voici, d'ailleurs. la formule de ces deux potions :

1° *Potion alcaline :*

Bicarbonate de soude................ ..	4 gr.
Eau distillée.........	100 —
Sirop de sucre.........	30 —

2° *Potion acide :*

Acide citrique.................	4 gr.
Eau commune......	100 —
Sirop citrique aromatisé.........	30 —

Loochs. — Les loochs sont des potions ayant pour

base une émulsion, émulsion d'amandes ou bien émulsion huileuse; d'où deux sortes de loochs : le looch blanc et le looch huileux.

Voici la formule du looch blanc du Codex :

Amandes douces........................	30 gr.
Amandes amères........................	2 —
Sucre blanc........................	30 —
Gomme adragante	vingt centigr.
Eau commune........................	120 gr.
Eau de fleurs d'oranger................	10 —

Le plus souvent, pour faire les loochs, on recourt à la pâte à looch ou amygdaline. Cette pâte a la composition suivante :

Amandes douces...., ...	450 gr.
Amandes amères........................	60 —
Sucre blanc........................	600 —
Eau de fleurs d'oranger................	200 —

Cinquante grammes de cette pâte suffisent pour faire un looch. Ce looch n'a pas d'action thérapeuthique; aussi l'additionne-t-on soit de sirop diacode, soit de kermès, soit d'oxyde blanc d'antimoine, etc.

Il est une préparation que quelques médecins emploient chez les enfants, c'est le looch au calomel. Dans ce cas, on doit bien spécifier qu'il n'y aura pas d'amandes amères dans le looch, car il se ferait alors une décomposition du calomel qui donnerait lieu, soit à du cyanure de mercure, à cause de l'acide cyanhydrique contenu dans les amandes amères, soit, ce qui est plus vrai, à une transformation du calomel en sublimé et à une précipitation du mercure métallique.

Quant au looch huileux, il est très peu employé, et lorsque l'on ne spécifie pas ce nom de *huileux*, c'est toujours le looch blanc que le pharmacien doit fournir.

Voici, d'ailleurs, la formule de ce looch huileux :

Huile d'amandes douces.................	15 gr.
Gomme arabique pulvérisée.	10 —
Sirop de gomme.....................	30 —
Eau commune......................	100 —
Eau de fleurs d'oranger	15 —

Toutes ces potions, tous ces juleps, tous ces loochs constituent des préparations magistrales que le pharmacien prépare selon l'art. Aussi avons-nous soin de terminer la prescription de ces loochs par ces lettres : *F. s. a.*, qui veulent dire : *Fac secundum artem.*

On n'a pas à intervenir dans la manière de faire la potion, chaque pharmacien y procédant suivant les règles qui lui sont fixées théoriquement ou des règles qui lui sont personnelles.

Dans cette énumération, j'ai très peu parlé des sirops. Les sirops, en effet, constituent rarement des préparations magistrales. Ce sont plutôt des préparations officinales, que l'on trouve préparées dans les officines.

Cependant on peut constituer des sirops médicamenteux, et, comme exemple, je citerai un sirop purgatif drastique que j'utilise très fréquemment avec succès dans les cas d'hydropisie cardiaque. Voici cette formule :

Teinture de jalap composée.........	
Sirop de séné.....................	ā̃ā̃ 40 gr.
Sirop de nerprun..................	

On prend deux ou trois cuillerées à soupe de ce sirop pour obtenir des effets drastiques.

Telles sont les règles qui s'appliquent à la prescription des substances liquides introduites par l'estomac. Nous allons maintenant faire la même étude pour les substances solides introduites par la même

voie, et après avoir examiné d'abord les formes médicamenteuses à donner à ces substances solides :
poudres, extraits, etc., etc., nous étudierons les
formes pharmaceutiques : pilules, cachets, et les
règles qui doivent présider à la prescription de ces
substances.

CHAPITRE XIII

Des médicaments solides introduits par l'estomac (poudres, pâtes, pastilles, tablettes, extraits, pilules, granules).

Nous avons étudié les substances liquides que la thérapeutique emploie pour la cure des maladies. Nous allons examiner maintenant, en suivant la même méthode, les substances médicamenteuses solides introduites par la même voie.

La première opération qu'on fait subir à ces substances solides, pour permettre leur déglutition, c'est de les fragmenter en particules plus ou moins ténues.

Des poudres. — L'opération la plus grossière est ce qu'on décrit sous le nom de *concassation*. Mais le plus ordinairement, c'est en poudres plus fines qu'on administre les médicaments solides : c'est la *trituration* et la *pulvérisation*. Pour arriver à pulvériser les substances médicamenteuses, le pharmacien emploie plusieurs procédés, et sans entrer dans le détail de chacun d'eux, je dois cependant en dire quelques mots. On fait usage d'instruments variés, et en particulier du mortier et du tamis.

On voit souvent dans les prescriptions pharmaceutiques des tamis 100, 120, 140, etc. Ces numéros indiquent le nombre de mailles contenues dans un pouce (27 millimètres). Pour les tamis de soie, le commerce emploie une autre notation qui est la suivante :

```
No 00.......   140 mailles au pouce ou 27 millimètres.
   0 ......    120              —
   1.......    100              —
   2......      90              —
   3.......     80              —
```

Avec le mortier, on exécute plusieurs opérations à chacune desquelles on a donné un nom particulier. D'abord c'est la simple *contusion*, c'est-à-dire le choc du pilon sur le mortier ; c'est le mode le plus usité. On a même soin, lorsque les poussières sont très ténues, de recouvrir le mortier d'une toile qui en empêche la dispersion. D'autres fois, c'est un mouvement circulaire dont on fait usage : c'est la trituration, usitée surtout pour les substances demi-molles, comme l'assa fœtida ou la racine de gaïac. Dans d'autres cas, c'est le frottement, comme pour la poudre d'agaric ; on pourrait joindre au frottement la râpe, qu'on utilise pour quelques substances végétales. Quelquefois, ce sont des moulins qui réduisent en poudre les substances médicamenteuses ; c'est ce qui arrive pour la graine de lin, dont on obtient la farine par la mouture.

On donne en pharmacie le nom de *porphyrisation* à l'opération qui consiste à écraser, comme on le fait pour les couleurs, la substance médicamenteuse sur une table de porphyre.

Enfin, dans certains cas, on abandonne absolument tous ces appareils et l'on a recours alors à des opérations chimiques qui précipitent la substance médicamenteuse en poudre, et cela soit par précipitation, soit par hydratation ou par réduction.

Il y a des poudres simples et des poudres composées. Parmi les poudres composées, il en est deux dont il faut connaître la formule : c'est la poudre de Dower et la poudre diurétique. On fait grand usage de la poudre de Dower; c'est, comme on le sait, un diaphorétique puissant dont voici la formule, qui a été modifiée dans le dernier Codex de 1884 qui a retiré de la préparation la poudre de réglisse.

Poudre d'azotate de potasse..	40 gr.
— de sulfate de potasse...........	40 —
— d'ipéca	10 —
— d'opium sec	10 —

Un gramme de cette poudre renferme 5 centigrammes d'extrait d'opium.

Comme le fait remarquer Yvon, la nouvelle poudre du Codex renferme moitié moins d'opium que l'ancienne.

Quant à la poudre diurétique, elle est connue dans le public sous le nom de *poudre des voyageurs;* on l'utilise dans les premières périodes de la blennorrhagie. Voici sa formule :

Poudre d'azotate de potasse............,.	10 gr.
— de guimauve...................	10 —
— de réglisse...,................	20 —
— de gomme	60 —
— de sucre de lait...............	60 —

Dix grammes de cette poudre délayée dans l'eau donnent instantanément une tisane diurétique et rafraîchissante, d'où son nom de *poudre des voyageurs.*

Lorsque, dans le prochain chapitre je parlerai de l'administration de ces poudres, j'insisterai sur la révolution que la belle découverte de Limousin a faite dans la pratique pharmaceutique par l'emploi des cachets médicamenteux.

Des pâtes. — Dans d'autres circonstances, on administre ces substances médicamenteuses sous une forme demi-solide à laquelle on donne le nom de *pâte*. Elles se divisent par leur aspect en deux classes : les pâtes opaques et les pâtes demi-transparentes. Le type de la pâte opaque est la pâte de lichen ; celui de la pâte demi-transparente est la pâte de jujube. On trouve dans le commerce de la pâte absolument transparente ; c'est celle qu'on achète chez les confiseurs et les épiciers. Sa transparence même indique qu'elle ne contient pas de jujube ; c'est, en effet, le jujube contenu dans la pâte des pharmaciens qui trouble le mélange ; le jujube est un petit fruit rougeâtre de la grosseur d'une olive, produit du *Zizyphus vulgaris*, qu'on trouve abondamment dans le midi de la France.

Quant à la pâte de lichen pharmaceutique, elle contient toujours de l'extrait d'opium. Il en est de même de la pâte de réglisse brune.

Pastilles. — Les pastilles se placent à côté des pâtes. Au point de vue pharmaceutique, on distingue les pastilles proprement dites et les tablettes. Les pastilles sont faites, comme on le dit en confiserie, à la goutte, c'est-à-dire qu'on mélange le principe médicamenteux avec du sucre que la chaleur a mis dans un état de consistance voulu, et c'est le refroidissement d'une goutte de ce mélange qui constitue les pastilles. Exemple : les pastilles de menthe dites à la goutte.

Quant aux tablettes, elles sont faites avec le mélange d'un mucilage avec la substance médicamenteuse. Les mucilages sont au nombre de deux : celui à la gomme arabique et celui à la gomme adragante, qui sont mélangés avec égale partie d'eau.

La gomme adragante est le produit d'un grand

nombre de légumineuses auxquelles on a donné le nom d'*astragales*; on en trouvera l'énumération dans notre travail sur les plantes médicinales (1).

Ces tablettes sont faites par des appareils spéciaux qui impriment sur leur surface le nom de la substance qu'elles renferment. Voici la formule des tablettes les plus répandues, je veux parler des pastilles dites de Vichy :

Bicarbonate de soude	25 gr.
Sucre pulvérisé	925 —
Mucilage de gomme adragante à 1 dixième	90 —

Ces pastilles se parfument à **la menthe**, à l'anis, à la vanille, etc., en ajoutant **1** gramme de **ces essences** par 1000 grammes de pâte.

J'appelle l'attention sur la grande quantité de sucre contenue dans ces **pastilles, comparée** à la quantité de substance active. Chaque pastille **pesant 1 gramme,** c'est 25 milligrammes de bicarbonate de soude qu'on prend par pastille; le reste est constitué presque exclusivement par du sucre. De telle sorte que, pour prendre la dose très minime de 1 gramme de bicarbonate de soude, il faut avaler 40 pastilles du Codex.

Les boîtes que vend la Compagnie de Vichy renferment 50 pastilles qui pèsent 2 grammes; quoique la dose de bicarbonate de soude soit plus considérable il n'en résulte pas moins, si les proportions du Codex sont maintenues, que les 50 pastilles correspondent à 2 gr. 50 de bicarbonate de soude, dose extrêmement faible.

Voici d'ailleurs le tableau que j'emprunte à Yvon (2)

---

(1) DUJARDIN-BEAUMETZ et ÉGASSE. *Des plantes médicinales.*
(2) YVON, *Notions de pharmacie nécessaires au médecin*, t. II, p. 64.

et qui donne fort exactement la quantité de principe
actif contenu dans les principales tablettes médicamenteuses.

Nom	Quantité de principe actif.
Bicarbonate de soude (sel de Vichy)....	25 centigr.
Borate de soude......................	10 —
Cachou...............................	10 —
Calomel (rose)........................	05 —
Carbonate de magnésie................	20 —
Charbon......	50 —
Chlorate de potasse...................	10 —
Gomme...............................	10 —
Guimauve............................	10 —
Ipécacuanha..........................	01 —
Kermès..............................	01 —
Lactate de fer........................	05 —
Manne...............................	20 —
Menthe (anglaise).	01 —
Santonine............................	01 —
Soufre...	10 —
Sous-nitrate de bismuth...............	10 —

Saccharures. — Enfin, pour terminer ce qui a trait
à ce sujet, je dirai quelques mots des saccharures et
des oléo-saccharures. Les saccharures sont un
mélange de principe actif avec le sucre, de manière
à constituer des mélanges solubles. Ces saccharures
sont très peu employés en médecine.

Limousin avait eu, cependant, la très ingénieuse
idée de constituer ainsi des tisanes solides. C'étaient
de véritables morceaux de sucre, imprégnés de la
solution aqueuse dont on voulait faire usage, et la
simple dissolution donnait extemporanément un
verre de tisane sucrée. Cette idée ne s'est pas généralisée ; cela résulte probablement de l'altérabilité de
ces tisanes solides.

Le Codex n'a, d'ailleurs, maintenu en pharmacie
que deux saccharures : ceux de lichen et de caragaheen. Le caragaheen, connu sous le nom de *mousse*

d'Islande est une substance dépourvue de toute action médicamenteuse. D'ailleurs, ces deux saccharures ne sont plus employés.

A côté des saccharures, il faut placer ces préparations aujourd'hui très répandues sous le nom de saccharolés de quinquina, de kola, de condurango qui sont des mélanges de ces différentes substances médicamenteuses avec du sucre; ce sont de bonnes préparations qui tendent à se répandre de plus en plus.

Oléo saccharures. — Ce qui distingue les saccharures des oléo-saccharures, c'est que ces derniers sont faits avec des huiles essentielles. C'est ainsi que le Codex donne un oléo-saccharure de menthe et de citron; mais, comme les saccharures, les oléo-saccharures sont peu usités.

Chocolats. — Les chocolats médicamenteux doivent être placés à côté de ces saccharures. Mais il y a longtemps que la fabrication du chocolat n'est plus l'apanage des pharmaciens, et c'est aujourd'hui l'industrie qui donne ces produits.

J'arrive maintenant à l'un des chapitres les plus importants concernant ces produits solides médicamenteux; je veux parler des extraits médicamenteux.

Des extraits. — Les extraits comportent deux opérations : l'une qui consiste à obtenir le liquide dont on retirera l'extrait, l'autre qui aura pour but de ramener ce liquide à l'état sec ou mou.

Pour ceux qui voudront connaître par quelles phases successives a passé cette question si importante des extraits, je leur conseille la lecture si attachante de l'important travail qu'Adrian (1) a consacré

---

(1) ADRIAN, *Étude historique sur les extraits pharmaceutiques.*

à ce sujet. Ils y verront la description et la reproduction de tous les appareils proposés pour obtenir ces extraits à l'état de pureté.

Selon le véhicule qu'on emploie pour obtenir la solution, on a divisé les extraits en aqueux, alcooliques ou éthérés, suivant qu'on a employé pour les obtenir l'eau, l'alcool ou l'éther. Déjà, lorsque j'ai parlé des médicaments liquides, j'ai décrit les diverses opérations qui permettaient d'obtenir des solutions aqueuses, ou alcooliques, ou éthérées, je ne reviendrai pas sur ce point; je dirai seulement quelques mots des procédés mis en usage pour amener ces solutions à la consistance d'extrait.

Cette évaporation peut se faire à froid ou à chaud. On a même fait intervenir, pour les évaporations à froid, un élément qui a permis d'obtenir des extraits extrêmement purs et d'une grande activité : c'est le vide. C'est Bernard-Derosne qui, en 1830, eut l'initiative de l'application de la vapeur à la fabrication des extraits, et c'est Haenle, en Allemagne, qui, en 1835, construisit le premier appareil pour appliquer le vide à l'obtention de ces extraits. Aujourd'hui l'industrie possède des appareils très compliqués et très perfectionnés qui permettent d'obtenir des extraits d'une grande pureté, et sur ce point la droguerie a fait d'incontestables progrès.

L'évaporation à chaud est très inférieure à celle à basse température; elle modifie, en effet, certains éléments de la plante employée en coagulant l'albumine végétale.

Par cette évaporation, soit à la chaleur, soit à basse température, on obtient des extraits qu'on a divisés, suivant leur consistance, en extraits mous, fermes et secs. Les premiers se laissent diviser par la spatule, comme l'extrait de digitale ; les extraits fermes n'adhèrent pas aux doigts, comme l'extrait d'opium ou l'extrait d'ergot de seigle. Enfin, les extraits secs, sont durs et cassants ; le cachou est un exemple de ces sortes d'extraits.

Il faudrait ajouter à ce groupe des extraits ceux que la pharmacopée américaine a beaucoup utilisés et qui rentrent, par leur consistance, plutôt dans les médicaments liquides que dans les médicaments solides : je veux parler des extraits fluides. J'en dirai tout à l'heure quelques mots.

Je ne puis ici passer en revue tous les extraits utilisés par la pharmacie ; j'insisterai surtout sur les principaux. Pour les extraits aqueux, on doit distinguer ceux qui sont faits avec des sucs dépurés ou non dépurés, auxquels on donne le nom de *robs*, de ceux obtenus par macération, infusion, etc. Parmi ces extraits aqueux, je citerai un des plus employés : c'est l'extrait d'opium ou thébaïque, qu'on administre à la dose de 1 à 5 centigrammes sous forme pilulaire. Cet extrait d'opium contient un cinquième de son poids de morphine.

Pour les extraits alcooliques, je prendrai surtout comme type l'extrait mou de quinquina. Ces extraits de quinquina sont au nombre de trois : les extraits alcooliques proprement dits, les extraits hydro-alcooliques et les extraits aqueux. On donne le nom d'*extrait mou de quinquina* à l'extrait aqueux de quinquina gris. Quant aux extraits alcooliques et hydro-alcooliques, ils se distinguent par ce fait : c'est que les extraits alcooliques dissous dans l'eau donnent des solutions troubles, tandis que les extraits hydro-alcooliques donnent des solutions limpides. On devra toujours se rappeler ce fait, lorsque l'on prescrira des potions cordiales à l'extrait mou de quinquina, et indiquer dans l'ordonnance l'extrait hydro-alcoolique pour obtenir ainsi une potion limpide.

Il est un autre extrait hydro-alcoolique qui est d'un grand usage en médecine, c'est celui que Bonjean (de Chambéry) a introduit dans la thérapeutique sous le nom si impropre d'*ergotine*, qui fait toujours penser à un alcaloïde, tandis que, comme tous les extraits, il devrait porter le nom d'*ergotin*, comme nous disons *podophyllin*.

Comme le fait remarquer Dufour (1), bien des procédés ont été donnés pour obtenir cet extrait de seigle ergoté. Catillon, Carles et Soubeiran ont donné chacun des procédés qui s'éloignent de celui du Codex, qui serait lui-même défectueux, et ne donnerait pas un produit analogue à celui découvert par Bonjean, qui doit être complètement soluble dans l'eau et dans l'alcool à 70 degrés et peu soluble dans l'alcool à 90 degrés.

Parmi les extraits éthérés, je dois signaler l'extrait éthéré de fougère mâle, qui est un des plus puissants anthelminthiques et constitue, associé au calomel, le remède dit *de Créquy*.

Quant aux extraits fluides, ils ne sont pas encore inscrits dans notre Codex, ce qui n'empêche pourtant pas qu'ils constituent de bonnes préparations. Je signalerai particulièrement l'extrait fluide de kola. Ces extraits donnent en produit un poids égal à celui de la substance employée ; ou, pour parler plus exactement, 1 centimètre cube (1 flui-gramme) d'extrait fluide représente 1 gramme de médicament. On fait

(1) Dufour. *Manuel de pharmacie pratique*, p. 179.

intervenir, pour obtenir ces extraits, l'alcool et la glycérine dans les proportions que voici :

Alcool à 90 degrés...................... 750 gr.
Glycérine .... 250 —

J'ai montré que les quinquinas offraient tous les types des extraits, et qu'il y avait à la fois des extraits aqueux, des extraits hydro-alcooliques et des extraits alcooliques des différentes sortes de quinquinas; à cette liste, on pourra ajouter l'extrait fluide de quinquina, très en usage en Amérique.

Une autre substance médicamenteuse que j'ai été un des premiers à introduire dans la thérapeutique française, l'hamamelis, est surtout débitée en Amérique sous cette forme d'extrait fluide, et le *Pond's extract*, une des préparations les plus populaires de cette substance, n'est qu'un extrait fluide d'hamamelis.

J'en ai fini avec les extraits; nous allons voir maintenant que ces extraits constituent une des substances les plus employées dans les préparations pharmaceutiques dont il me reste à parler, les pilules, et pour terminer ce qui a trait aux extraits, j'emprunte à Yvon (1) le tableau suivant qu'on pourra consulter avec fruit :

10 centigrammes d'extrait de :	correspondent à substance.	Posologie en vingt-quatre heures.	
Absinthe......................	0g,454	0g,25 à	2g,00
Aconit (feuilles)..............	0 ,454	0 ,05	0 ,25
— (racines'..............	0 ,833	0 ,01	0 ,03
Belladone (feuilles)	0 ,500	0 ,02	0 ,15
— (semences) alcooliq.	1 ,538	0 ,01	0 ,10
Centaurée.....................	0 ,400	5 ,50	4 ,00
Chicorée......................	0 ,400	1 ,00	4 ,00
Ciguë (feuilles)..............	0 ,238	0 ,05	0 ,25

(1) YVON. *Notions de pharmacie nécessaires au médecin*, t. II, p. 57.

10 centigrammes d'extrait de :	correspondent à substance.	Posologie en vingt-quatre heures.	
Ciguë (semences).............	18,000	0g,03	0g,15
Colchique (bulbes)..........	0 ,526	0 ,05	0 ,20
Colchique (semences)........	1 ,003	0 ,02	0 ,10
Colombo	0 ,625	0 ,20	1 ,00
Cubèbe (éthéré)............	0 ,666	1 ,00	4 ,00
Digitale (aqueux)...........	0 ,333	0 ,05	0 ,25
— (alcoolique)........	0 ,263	0 ,03	0 ,20
Douce-amère...............	0 ,666	1 ,00	4 ,00
Ergot (aqueux)..............	0 ,714	0 ,50	4 ,00
— (hydro-alcolique (ergo-tine)...............	1 ,000	0 ,50	4 ,00
Fèves Saint-Ignace..........	0 ,278	0 ,02	0 ,15
Fougère mâle (éthéré)........	1 ,667	2 ,00	8 ,00
Fumeterre..................	0 ,500	1 ,00	4 ,00
Gaïac	0 ,500	1 ,00	5 ,00
Gentiane	0 ,500	1 ,00	4 ,00
Houblon...................	0 ,454	1 ,00	4 ,00
Ipécacuanha...............	0 ,859	0 ,05	0 ,20
Jusquiame (aqueux)..........	0 ,454	0 ,05	0 ,30
— semences (alcoo-lique)...................	0 ,625	0 ,05	0 ,15
Laitue (suc) thridace.........	5 ,714	0 ,20	2 ,00
Nerprun (suc)........ (sirop).	1 ,420	10 ,00	50 ,00
Noix vomique..............	1 ,000	0 ,02	0 ,15
Noyer	0 ,400	1 ,00	4 ,00
Opium	0 ,222	0 ,01	0 ,10
Orange amère..............	0 ,400	0 ,50	2 ,00
Orme pyramidal............	0 ,883	0 ,50	2 ,00
Pavot.....................	0 ,606	0 ,10	0 ,40
Pensée sauvage.............	0 ,454	0 ,50	2 ,00
Quassia	1 ,111	0 ,20	0 ,50
Quinquina gris (aqueux)......	0 ,500	1 ,00	6 ,00
— (hydro-alcoo-lique)....................	0 ,588	1 ,00	4 ,00
Quinquina jaune (aqueux)....	0 ,625	1 ,00	2 ,00
— (hydro-alcoo-lique)....................	0 ,500	1 ,00	2 ,00
Quinquina rouge (aqueux)....	0 ,555	1 ,00	2 ,00
— (hydro-alcoo-lique)....................	0 ,500	1 ,00	2 ,00
Ratanhia..................	0 ,666	0 ,50	4 ,00
Rhubarbe	0 ,250	0 ,10	0 ,50
Safran....................	0 ,200	0 ,10	1 ,00
Salsepareille...............	0 ,714	1 ,00	5 ,00

	correspondent à substance.	Posologie en vingt-quatre heures.	
10 centigrammes d'extrait de :			
Saponaire............................	0^g,263	1^g,00	5^g,00
Séné.................................	0 ,400	0 ,50	4 ,00
Stramonium (aqueux).............	0 ,400	0 ,02	0 ,20
— (semences) alcoolique............................	0 ,400	0 ,01	0 ,10
Valériane	0 ,500	1 ,00	10 ,00

Des pilules. — Les pilules sont une des formes pharmaceutiques les plus usitées pour l'administration des médicaments par la bouche. Selon leur volume, on les distingue en pilules proprement dites, en bols et en granules.

Les pilules pèsent, en moyenne, de 5 à 40 centigrammes ; au-dessus de 40 centigrammes, ce sont des bols ; au-dessous de 5 centigrammes, ce sont des granules.

La fabrication des pilules comporte plusieurs parties : d'abord des appareils spéciaux, auxquels on donne le nom de *piluliers.* On fait même aujourd'hui des piluliers mécaniques. Je ne décrirai pas ces appareils, qui sont entièrement du ressort de la pharmacie ; mais j'insisterai beaucoup plus longuement sur les mélanges, qui permettent d'obtenir ce qu'on appelle la *masse pilulaire*, c'est-à-dire la masse qui, fragmentée, permet d'obtenir la forme pilulaire.

Les substances médicamenteuses employées pour faire les pilules se présentent rarement dans un état qui puisse donner immédiatement une masse pilulaire ; sauf quelques extraits, comme l'extrait thébaïque, tous les autres médicaments doivent être mélangés avec une autre substance, à laquelle on donne le nom d'*excipient.* Pour les substances trop liquides, cet excipient leur donnera la consistance solide ; pour les substances pulvérulentes, ce même excipient les transformera en une masse malléable. Examinons successivement chacun de ces excipients.

Les excipients chargés de durcir les substances médicamenteuses trop molles ou presque liquides sont peu nombreux. Ce sont des poudres végétales inertes, telle que la poudre de réglisse, la poudre de guimauve. Pour les corps huileux et, en particulier, pour l'huile de croton, on se sert de la mie de pain comme excipient.

Les excipients destinés à donner du liant aux poudres médicamenteuses sont beaucoup plus nombreux. Nous avons d'abord les mucilages et, en particulier, le mucilage de gomme qui a un très sérieux inconvénient, c'est qu'il durcit rapidement. On peut remédier en partie à cet inconvénient en ajoutant au mucilage de gomme un peu de glycérine. On peut utiliser aussi le miel et la mélasse, mais ici c'est l'inconvénient opposé qui se produit, les pilules deviennent molles et diffluentes. On emploie aussi les sirops et les conserves, et en particulier le sirop de gomme, la conserve de roses ou la conserve de cynorrhodons.

Mais de beaucoup les substances les plus employées comme excipients sont les extraits ; bien entendu, on choisit ceux qui sont dépourvus de toute action médicamenteuse, comme l'extrait de pissenlit, connu sous le nom d'extrait de *taraxacum*.

Dans certains cas, on peut utiliser des extraits actifs, tels que l'extrait de quinquina, l'extrait de gentiane, etc., qui, par leur action thérapeutique, viendront compléter les effets de la substance active dont on a fait usage.

Un autre excipient fréquemment employé est le

savon médicinal ou savon amygdalin. On sait qu'au point de vue pharmaceutique, on distingue deux savons, le savon animal et le savon médicinal. La différence consiste en ce que le premier contient de la graisse de veau et une lessive alcaline, tandis que le savon médicinal ou amygdalin est fait avec de l'huile d'amandes douces et la lessive des savonniers.

Qu'on se soit servi d'un excipient solide ou d'un excipient mou, on mélange cet excipient et on le *piste*, comme on dit en pharmacie, dans un mortier. La masse pilulaire ainsi obtenue doit être homogène dans toutes ses parties, et constituer une pâte assez résistante pour ne pas adhérer au doigt. C'est cette masse qu'on transporte sur le pilulier pour la fragmenter en pilules.

Ces pilules peuvent être données entourées de poudre de lycopode ou de réglisse ; d'autres fois, on enveloppe ces pilules d'une couche d'argent, ce qu'on obtient très facilement en les plaçant dans une boîte sphérique renfermant des feuilles d'argent. On a soin d'humecter les pilules avec un peu de gomme arabique, ou bien avec une dissolution de cire blanche dans de l'éther. D'autres fois, on recouvre les pilules de baume de Tolu ; c'est ce qu'on appelle les *toluiser*. Le mélange qu'on emploie est le suivant :

Baume de Tolu........................	16,00
Sandaraque..........................	2 ,50
Ether...............................	25 ,00

Ce mélange est placé dans une capsule où l'on trempe les pilules.

On peut aussi gélatiniser les pilules en les recouvrant d'une couche plus ou moins épaisse de gélatine. On s'est même efforcé, dans certains cas où l'on a voulu éviter l'action digestive de l'estomac, de

recouvrir les pilules avec une substance plus résistante au suc gastrique, la *kératine*; c'est ce qu'avait
fait Defresne pour ses pilules de pancréatine, qui ne
peuvent agir que dans un milieu alcalin, et qu'il avait
la prétention de préserver ainsi de l'action du suc
gastrique. On a aussi proposé dans le même but
d'enrober les pilules avec du salol qui ne peut se décomposer que dans les milieux alcalins, c'est-à-dire
dans l'intestin.

Aujourd'hui, avec la nouvelle tendance de la pharmacie à se spécialiser et à constituer de grandes usines
où se font le plus grand nombre des préparations
pharmaceutiques, on produit les pilules en grand et
on les répand dans le commerce dragéifiées, c'est-à-
dire recouvertes d'une couche de sucre coloré. Il y a
plus, on imprime sur ces pilules ainsi dragéifiées
le nom de la pilule et même son dosage. La maison
Frère, qui a été l'initiatrice de cette mesure, a rendu
là, il faut le reconnaître, un grand service, non seulement à la pharmacie, mais au malade, qui, au
milieu des boîtes de pilules qui lui ont été ordonnées
et qu'il conserve depuis plus ou moins longtemps,
n'a qu'un chiffre sur la boîte pour se reconnaître, ce
qui rend les erreurs faciles.

Je ne puis ici énumérer les différentes pilules
employées en médecine; leur nombre est considérable. J'en dirai cependant quelques mots dans le prochain chapitre, lorsque je parlerai de la prescription
des médicaments solides administrés par l'estomac.

Des bols. — J'ai bien peu de choses à dire sur les
bols; sauf leur volume plus considérable, ils se préparent de la même façon que les pilules, et on utilise
pour eux les mêmes excipients.

Granules. — Les granules présentent une plus

grande importance. Depuis que la thérapeutique s'est efforcée d'utiliser les principes alcaloïdiques contenus dans les substances végétales, l'usage des granules s'est grandement répandu. On verra même qu'ils servent de base à une prétendue révolution médicale qui a eu pour protagoniste le docteur Burgraeve.

Les granules, comme je l'ai déjà dit, sont de petites pilules ayant comme excipient du sucre de lait et renfermant le plus souvent de faibles quantités, 1 milligramme, 1/4 de milligramme et même 1/10 de milligramme d'un alcaloïde plus ou moins actif. Ces granules se fabriquent aujourd'hui industriellement et nous aurons à revenir sur leur dosage dans le prochain chapitre.

L'extension de la fabrication des granules et surtout leur production dans les usines qui les fournissent aux officines a soulevé des questions fort intéressantes que je ne ferai que signaler ici. Les unes en concernent la fabrication; on se servait autrefois de graines de pavots ou de fragments de sucre auxquels on donnait le nom de *non pareil* et sur lequel on versait la solution médicamenteuse et l'on enveloppait le tout de sucre. Aujourd'hui ce procédé est abandonné et l'on suit plutôt les méthodes préconisées par Adrian et Champigny qui donnent des granules parfaitement dosés. Les autres questions soulevées ont rapport à la médecine légale. D'après un arrêt de la Cour de cassation confirmant un jugement de la Cour de Limoges, le pharmacien devrait renfermer les granules dans l'armoire aux poisons. Je crois que cette précaution est bien rarement observée.

A côté des granules, il faut placer les poudres granulées; c'est Mentel qui s'est fait le propagateur de cette forme médicamenteuse, et pour éviter le goût désagréable de certains médicaments, comme les bromures, les iodures, etc., il les a granulés, et sous cette forme ils peuvent être pris sans répugnance.

Enfin, à côté de ces poudres granulées, nous devrions parler des dragées médicamenteuses qu'on peut comparer aux bols ; c'est encore là une préparation faite par l'industrie et qui a rendu facile l'administration de certains médicaments comme le copahu, par exemple.

Telles sont les différentes préparations des médicaments solides introduits dans l'estomac. Nous allons étudier maintenant comment nous devons les prescrire.

CHAPITRE XIV

De la prescription des médicaments solides introduits par l'estomac.

Nous avons étudié les différentes formes pharmaceutiques qu'on peut donner aux médicaments solides pour les introduire par l'estomac. Nous allons examiner maintenant comment on doit formuler et prescrire ces médicaments, et nous suivrons l'ordre que nous avons adopté dans le chapitre précédent, c'est-à-dire que nous passerons successivement en revue les poudres, les pastilles, les tablettes, etc., et nous terminerons par les pilules et les granules.

Prescription et administration des poudres médicamenteuses. — On prescrit le plus ordinairement les poudres sous forme de doses que le pharmacien enveloppe dans du papier. On donne à ces doses le nom de *paquets* ou de *prises*. Yvon veut que le nom de *prises* s'applique aux poudres qu'on doit prendre à l'intérieur, et que le mot de *paquets* soit réservé aux poudres destinées à la médication externe. J'avoue que cette distinction est bien subtile et que l'on pourra employer indifféremment le nom de *paquets* ou de *prises*.

Qu'il s'agisse d'une poudre simple ou d'une poudre composée, il est d'usage de donner un chiffre total pour la substance médicamenteuse et d'indiquer

ensuite en quel nombre de prises ou de paquets elle
doit être subdivisée. Exemple :

<pre>
Bicarbonate de soude.........   )
Salicylate de bismuth.......... } ãã 10 gr.
Benzoate de soude............   )
</pre>

en trente paquets.

On peut aussi, comme pour les pilules, indiquer la
dose contenue dans chacune des prises et terminer
en indiquant le nombre de prises qu'on désire.
Exemple :

<pre>
Carbonate de lithine.............   vingt centigr.
</pre>

pour un paquet.

Faire dix paquets semblables.

Un paquet à prendre dans un verre d'eau de Vichy-
Hauterive.

Lorsque la poudre est soluble, on peut la faire
dissoudre dans de l'eau ou dans de la tisane. Quelquefois même, pour en dissimuler le goût désagréable
ou pour obtenir la solution de la substance employée
on la soumet à un mélange destiné à produire de
l'acide carbonique, et l'on constitue ainsi ce qu'on
décrit sous le nom de *poudres effervescentes.*

Dans ce cas, il y a toujours deux paquets, l'un
contenant l'acide, l'autre l'alcalin, et il est d'usage
d'envelopper chacun de ces paquets dans un papier
de couleur différente. Voici quelques exemples de
ces poudres gazogènes, qui sont très en usage dans
la pharmacopée anglaise.

Poudre gazogène alcaline.

<pre>
Bicarbonate de soude pulvérisé.........   2 gr.
</pre>

pour une dose enveloppée dans un papier bleu.

Acide tartrique.......................   1ᵍʳ,30

pour une dose enveloppée dans du papier blanc.

Il faut commencer par faire dissoudre le bicarbonate de soude, puis ajouter l'acide tartrique.

Voici un autre exemple connu sous le nom de *Sed-litz powder* :

Bicarbonate de soude pulvérisé.........   2 gr.
Tartrate de potasse de soude pulvérisé..   6 —

Mêler pour une dose enveloppée dans du papier bleu.

Acide tartrique.......................   2 gr.

pour une dose enveloppée dans du papier blanc.

Quant aux poudres insolubles, elles se divisent en deux groupes : celles qui n'ont aucun goût et qui se présentent sous une forme cristalline; celles, au contraire, qui ont un goût désagréable ou dont la pulvérulence très fine rend la déglutition difficile.

Les premières peuvent se prendre presque directement. Je citerai, par exemple, le sulfonal; on peut avaler 1 gramme de sulfonal, et en prenant un demi-verre d'eau, obtenir la déglutition facile de ce médicament. Comme exemple du deuxième groupe, je citerai le bismuth (sous-nitrate ou salicylate), que l'on peut prendre en suspension dans l'eau ou bien en potion, ou bien encore, ce qui vaut mieux, en cachets médicamenteux.

J'ai donné déjà une formule de potion au bismuth très active dans le traitement de la diarrhée; je la renouvelle ici.

Salicylate de bismuth..................   10 gr.
Laudanum de Sydenham..................   x gouttes.
Alcoolat de menthe ....   10 gr.
Infusion de bistorte...................   70 —
Sirop de ratanhia.....................   30 —

Il est bien entendu qu'on doit agiter la potion avant de s'en servir.

Dans certains cas, on mélange la poudre avec le potage; c'est ce qu'on fait pour certaines poudres ferrugineuses, ou bien encore pour la rhubarbe. D'autres fois, c'est dans deux couches de confitures de coings ou de groseilles que la poudre est placée. Enfin, on peut constituer avec le pain azyme une enveloppe à la poudre médicamenteuse.

Mais la plupart de ces procédés sont tombés en désuétude depuis que Limousin a introduit dans la pharmaceutique les cachets médicamenteux, et l'on peut dire aujourd'hui que, sauf pour les enfants, c'est la forme la plus usuelle pour l'administration des poudres. Pour la prescription de ces cachets, on suit les mêmes règles que pour l'ordonnance des prises ou paquets.

Je fais grand usage de ces cachets médicamenteux dans le traitement des affections gastro-intestinales et pour obtenir l'antisepsie du tube digestif. Voici quelques-unes des formules que j'emploie :

Benzo-naphtol,.................................. ⎫
Salicylate de bismuth..... .... ⎬ $\tilde{a}\tilde{a}$ 10 gr.
Bicarbonate de soude........................ ⎭

en trente cachets médicamenteux,

Un cachet à chaque repas.

Ou bien encore :

Salol ou bétol.............................. ⎫
Benzo-naphtol............................... ⎬ $\tilde{a}\tilde{a}$ 10 gr.
Bicarbonate de soude........................ ⎭

en trente cachets médicamenteux.

Un cachet à chaque repas.

Dans les cas de diarrhée putride, je modifie ainsi la formule :

Salol.. ⎫
Salicylate de bismuth .... ⎬ ãã 10 gr.
Craie préparée.............................. ⎭

en trente cachets médicamenteux.

Un cachet à chaque repas.

Quant à la fabrication de ces cachets, depuis l'appareil de Limousin on a beaucoup multiplié leur modèle et l'on peut même aujourd'hui obtenir des cachets comprimés qui, sous un petit volume, contiennent une notable quantité de poudre. A côté des appareils pharmaceutiques proprement dits qui permettent d'obtenir un grand nombre de cachets à la fois, il y en a de très économiques que le médecin ou la famille peut faire fonctionner et qui donnent des cachets d'une absorption facile. Pour avaler ces cachets, rien de plus commode, il suffit de les humecter puis de les déglutir.

Quelque petit volume que vous supposiez aux cachets médicamenteux, les enfants se refusent absolument à les avaler, et quand ils veulent le faire, toujours le cachet s'ouvre dans la bouche avant d'avoir pénétré dans l'œsophage. Il faut donc recourir ici aux anciens procédés, soit à la suspension de la poudre dans un véhicule qui plaît à l'enfant, soit au procédé des confitures, qui est toujours bien accepté par lui.

Rien à dire des pastilles, des tablettes, etc. J'ai déjà fait des réflexions sur les pastilles de Vichy et leur faible action médicamenteuse, je n'y reviendrai pas, et j'arrive maintenant à un point très important : je veux parler de la prescription et de l'administration des pilules.

Prescription et administration des pilules. — Pour les pilules, l'usage veut que pour la prescription on formule la quantité contenue dans une pilule. Ainsi, par exemple, voici la prescription de pilules cholagogues dont j'use souvent :

Evonymin...................................... }
Savon médicinal............................... } ãã 0 gr. 10.

pour une pilule.

F. s. a. vingt pilules semblables. Deux pilules après le dîner.

On se rend ainsi beaucoup mieux compte du contenu de chacune des pilules. Quant à l'excipient, dans bien des cas on peut en laisser le choix au pharmacien, à moins qu'on tienne particulièrement à un excipient spécial. On devra aussi indiquer si les pilules doivent être argentées ou non.

Pour leur déglutition, elle se fait comme avec les cachets, en les prenant avec une petite quantité d'eau. Lorsqu'il y a plusieurs pilules à prendre à la fois, on devra les prendre dans la même cuillerée d'eau.

Yvon fait remarquer avec juste raison qu'il y a des gens qui avaleront un ou plusieurs petits pois sans sourciller et qui ne peuvent déglutir une pilule quelque petite qu'elle soit. Il y a là, en effet, une influence psychique qui fait que l'individu est pris d'une contraction spasmodique des muscles du pharynx à cette pensée qu'il avale une substance médicamenteuse sous forme pilulaire. Je crois que, dans ce cas, c'est au médecin à abandonner cette forme pharmaceutique et d'en adopter une autre.

La pilule a de sérieux inconvénients; elle durcit souvent, surtout quand elle est préparée depuis longtemps, et l'on comprend facilement qu'elle puisse traverser le tube digestif sans produire aucun effet.

Aussi, depuis qu'on se sert des cachets médicamenteux, on les utilise plus fréquemment qu'on ne le fait des pilules pour l'administration des poudres et l'on a gardé ces dernières pour faire prendre des extraits et des résines.

Quant aux granules, ils se sont beaucoup répandus, et cela parce que l'usage des alcaloïdes est devenu de pratique courante. Il y a même une médecine intitulée *dosimétrique*, qui ne fait usage que de ces granules et qui prétend ainsi juguler les maladies.

Je n'insisterai pas sur cette prétention, qui indique seulement des erreurs de diagnostic, car, en médecine, nous ne jugulons rien, pas plus la pneumonie que la fièvre typhoïde. Quant à l'usage des alcaloïdes c'est une excellente chose; mais la forme pharmaceutique n'y fait rien, et, à coup sûr, les injections hypodermiques sont mille fois supérieures à l'usage des granules, et encore, au point de vue de ces alcaloïdes il faut faire des réserves, car il en est de si actifs, que nous ne pouvons les employer à des doses tellement minimes, que leur usage devient dangereux.

Quand un alcaloïde ne peut être employé qu'à la dose de 1 dixième de milligramme, comme la strophantine cristallisée d'Arnaud, on comprend qu'il y a plus de sûreté à se servir d'extrait de la plante, et ceci me conduit à parler du dosage de ces granules. Le Codex accepte le dosage de 1 milligramme par granule pour la plupart des alcaloïdes; c'est là un dosage beaucoup trop élevé pour un grand nombre d'entre eux.

La fabrication de ces alcaloïdes s'est grandement perfectionnée; nous avons aujourd'hui des maisons françaises qui nous fournissent des alcaloïdes d'une extrême pureté, et, par cela même, d'une extrême activité si on les compare aux alcaloïdes qui nous viennent d'Allemagne, d'un prix très inférieur, mais d'une pureté douteuse. Il en résulte que, suivant la provenance, on a des granules plus ou moins actifs, et c'est ce qui arrive pour la digitaline, et surtout l'aconitine.

Il n'est pas d'années où il ne se produise des cas de mort par suite d'administration de granules d'aconitine, et cela résulte de la provenance différente de ces diverses aconitines; aussi, on s'explique facilement le vœu de la Société de pharmacie, demandant désormais que ces granules de nitrate d'aconitine, qui sont ordinairement de 1 quart de milligramme, soient désormais de 1 dixième de milligramme.

Il en est de même de la digitaline; la digitaline allemande, soluble dans l'eau et insoluble dans le chloroforme, est, ainsi que je l'ai déjà dit, comme action thérapeutique et toxique, quinze fois inférieure à la digitaline française, soluble dans le chloroforme et insoluble dans l'eau, d'où le nom de *digitaline chloroformique*. On comprend facilement la différence des effets thérapeutiques qu'on peut obtenir avec l'une ou l'autre de ces digitalines. En tout cas, je conseillerai d'être toujours très prudent dans la prescription de ces granules d'alcaloïdes ou de glucosides très actifs et d'en indiquer autant que possible l'origine.

CHAPITRE XV

Des méthodes rectales lavements, injections et irrigations rectales, suppositoires.

Les méthodes rectales complètent les procédés qui permettent l'administration des médicaments par l'estomac, la muqueuse rectale se prêtant fort bien à l'absorption d'un grand nombre de substances médicamenteuses. Ces méthodes pourraient servir d'intermédiaire entre les médications locales et les médications internes. On verra par la suite qu'on peut obtenir des effets locaux ou des effets généraux avec les lavements ou les suppositoires, dont il me reste à parler et qui constituent les procédés pharmaceutiques qu'on met en usage pour appliquer ces méthodes. J'étudierai d'abord l'appareil instrumental, ensuite les formes pharmaceutiques; puis, comme nous l'avons fait précédemment, j'examinerai la valeur de ces procédés.

Les méthodes rectales comprennent les lavements et les suppositoires; nous les étudierons successivement.

Des lavements. — Les lavements nécessitent un appareil instrumental; c'est la seringue ou l'irrigateur, ou bien encore le siphon. J'ai déjà, dans ma *Clinique thérapeutique*, fait l'histoire de la seringue et je n'y reviendrai pas. J'ai montré les modifications qui avaient été successivement apportées à la corne des ruminants, dont se servait l'homme primitif, jusqu'à Éguisier, **pour perfectionner** la seringue; j'ai signalé la grande découverte de Guatinaria, qui, en 1485, appliqua la pompe foulante au clystère: puis, l'invention de de Graaf, qui ajouta à cette pompe un tube flexible. J'ai d'ailleurs rappelé tous ces faits dans le premier chapitre de ce volume.

Je n'ai qu'à vous signaler une observation que Dybowski a faite dans ses récents voyages dans l'Afrique centrale et dont j'ai eu entre les mains une très intéressante photographie montrant comment les peuples de ces régions prennent des lavements. Ils se servent de calebasses de forme allongée, dont l'extrémité est percée et dont la partie centrale a été également pourvue d'une ouverture. Le patient s'étend horizontalement sur un banc, l'aide introduit l'extrémité effilée de la calebasse dans l'anus et, avec la bouche, il souffle dans l'autre orifice et chasse ainsi dans le rectum le liquide qui y est contenu.

Aujourd'hui, on paraît abandonner les irrigateurs et les clysopompes d'autrefois. On se sert tout simplement du siphon, ou mieux, du bock, qui est si utilisé aujourd'hui en obstétrique. J'ai même fait établir par Galante un de ces siphons auxquels j'ai donné le nom d'*entéroclyseur*. En effet, Cantani, de Naples, qui a été l'inventeur et le propagateur de ces grandes irrigations rectales, a donné le nom d'*entéroclyse* à cette méthode.

La quantité de liquide contenue dans un lavement permet de les grouper en trois classes : lavements entiers de 500 grammes, demi-lavements de 250 grammes, et quarts de lavements de 125 grammes.

Au point de vue pharmaceutique et thérapeutique,

on peut aussi diviser les lavements en trois grands groupes : les lavements à effets locaux, les lavements à effets généraux, et enfin, les lavements alimentaires.

Les lavements à effets locaux sont destinés à provoquer les garde-robes ou bien à calmer l'irritation rectale. Ce sont d'abord les lavements simples à eau tiède ou froide, ou bien encore les lavements de graine de lin, de guimauve, etc. ; d'autres fois, on ajoute à ces lavements des principes médicamenteux, comme de la glycérine, ou un peu de sel marin, ou un peu de savon, pour exciter les contractions intestinales. D'autres fois, enfin, le lavement est plus complexe et nous arrivons alors aux lavements laxatif et purgatif du Codex; le premier a la formule suivante :

    Mellite de mercuriale.................... 100 gr.
    Eau.................................... 400 —

Le second :

    Feuilles de séné...................... 15 gr.
    Sulfate de soude...................... 15 —
    Eau bouillante........................ 500 —

Je préfère de beaucoup à ces formules la suivante :

    Sulfate de soude...................... 20 gr.
    Miel de mercuriale.................... 20 —
    Feuilles de séné...................... 15 —
    Eau bouillante........................ 500 —

Voilà pour les lavements à effets locaux; il faut y joindre cependant un lavement très employé, cette fois contre la diarrhée : c'est le lavement à l'amidon :

    Amidon pulvérisé...................... 15 gr.
    Eau.................................... 500 —

On ajoute souvent à ce lavement, pour augmenter

son action antidiarrhéique, le laudanum: mais ici
nous avons à la fois un effet local et un effet général.
Voici la formule de ce lavement laudanisé :

Laudanum de Sydenham....... ....   x gouttes.
Lavement amidonné................... 250 gr.

Le Codex indique une plus grande quantité de laudanum, puisqu'il en met 50 centigrammes, ce qui
correspond à 17 gouttes.

Les lavements médicamenteux à effets généraux
sont excessivement nombreux. On peut introduire en
lavements un très grand nombre de substances
actives; je signalerai, par exemple, le chloral, les
iodures, les bromures, la créosote, etc. La tolérance
du rectum est même extraordinaire pour certaines de
ces substances, qui paraissent *a priori* devoir l'irriter
profondément, comme la créosote et le chloral. Le
plus ordinairement c'est grâce à des émulsions qu'on
fait tolérer ces lavements irritants.

Je fais grand usage des lavements de chloral. Voici
la formule que j'ai adoptée. Dans un verre de lait,
versez les substances suivantes :

Chloral...............................   1 gr.

Ou bien :

Sirop de chloral...........   1 cuillerée à bouche.
Jaune d'œuf...............   N° 1.

On peut, en usant de la même formule, administrer ainsi la créosote en lavements; seulement, je ne
donne que 50 centigrammes de créosote.

Le Codex donne la formule d'un lavement à l'assa-
fœtida :

Assa-fœtida purifié ou en poudre........   5 gr.
Jaune d'œuf......................   N° 1.
Eau .... 250 gr.

Tous ces lavements à effets généraux doivent être des quarts de lavement, car la première condition de leur action, c'est qu'ils soient conservés le plus longtemps possible pour que l'absorption puisse se faire.

Pour les lavements alimentaires, il est reconnu que le rectum étant impuissant à transformer les substances animales en peptones, il faut administrer des clystères précédemment peptonisés. J'ai, il y a longtemps, discuté cette question des lavements alimentaires, et on trouvera tous ces faits consignés dans la thèse d'un de mes élèves, le docteur Chevalier (1).

Voici la formule dont je me sers pour ces lavements alimentaires. Dans un verre de lait versez les trois substances qui suivent :

Jaune d'œuf......................	N° 1.
Laudanum de Sydenham.......	v gouttes.
Peptones sèches..............	2 cuillerées à soupe.

Je reconnais, toutefois, que les formules de lavements alimentaires qui font intervenir le pancréas, sont supérieures, puisque le suc pancréatique digère et transforme à la fois les aliments azotés, les féculents et les graisses. On a donc conseillé de hacher des pancréas frais de porc et de les mélanger au lait, au bouillon concentré et au jaune d'œuf; mais, si je ne donne pas ces formules, c'est qu'il est, dans la pratique, très difficile, pour ne pas dire impossible, d'avoir journellement des pancréas frais, et je passe maintenant à l'étude des suppositoires.

Des suppositoires. — Comme les lavements, les sup-

____

(1) CHEVALIER, *De l'alimentation par le rectum* (Thèse de doctorat, 1879).

positoires peuvent se diviser en suppositoires à effets locaux et suppositoires à effets généraux.

Il y a plusieurs méthodes pharmaceutiques pour obtenir les suppositoires. Les uns se font par rasion, c'est-à-dire qu'on taille dans la substance médicamenteuse un petit cône qu'on introduit dans l'anus, c'est ainsi que ce font les suppositoires au savon. Je ne vous dirai rien des suppositoires par coction, qui sont les suppositoires au miel, absolument abandonnés. Reste la méthode la plus employée; c'est la méthode par fusion, qui consiste à fondre au bain-marie du beurre de cacao qu'on coule dans un cornet de papier. On mélange, bien entendu, à ce beurre de cacao, qui a la propriété de fondre à une température inférieure à celle du corps, les substances médicamenteuses qu'on veut introduire par la voie rectale.

Kügler a imaginé des suppositoires constitués uniquement de beurre de cacao, dont le centre est creusé d'une cavité dans laquelle on peut introduire la substance médicamenteuse dont on veut faire usage.

Les suppositoires sont de 4 grammes pour les adultes et de 2 grammes pour les enfants. Je crois que ce chiffre de 4 grammes est un peu élevé, et, quant à moi, je fais mes suppositoires de 3 grammes.

Un très grand nombre de substances médicamenteuses peuvent être introduites dans ces suppositoires. Je signalerai, parmi les suppositoires à effets locaux le suppositoire au savon, très employé chez les enfants du premier âge; les suppositoires à la glycérine, dont voici la formule :

Glycérine....................................	100 gr.
Savon..	10 —
Beurre de cacao.	10 —

Et l'on fait du mélange des cônes de 2 à 4 grammes.

Les suppositoires à l'extrait de ratanhia, qui, au contraire, sont destinés à combattre la diarrhée et le flux hémorrhoïdaire, ont la formule suivante :

> Extrait de ratanhia pulvérisé...........   1 gr.
> Beurre de cacao........................   3 —

pour un suppositoire.

Mais bien autrement sont nombreux les supposi-toires à effets généraux; voici la formule de ceux dont j'use le plus souvent :

Pour calmer les douleurs, on peut ainsi formuler les suppositoires :

> Extrait d'opium........................ deux centigr.
> Extrait de belladone................... un centigr.
> Beurre de cacao....................... 3 gr.

pour un suppositoire.

Pour les hémorrhagies rectales ou utérines :

> Ergotine............... .... 1 gr.
> Beurre de cacao..................... 3 —

pour un suppositoire.

Pour les fièvres intermittentes :

> Quinine (chlorhydrate de)........... cinquante centigr.
> Beurre de cacao..................... 3 gr.

pour un suppositoire.

Il est bon d'insister sur cette nécessité de formuler le chlorhydrate de quinine en plaçant en premier le mot de *quinine*, car on peut faire la confusion avec le chlorhydrate de morphine. Quoique, dans une or-donnance, j'ai souligné deux fois le mot *quinine*; que, de plus, j'ai fait exécuter cette ordonnance dans une des premières pharmacies de Paris et que mon client ait appelé l'attention du pharmacien sur la composition de ces suppositoires, par une fatale méprise, on fit usage de morphine, ce qui amena la mort de l'enfant auquel les suppositoires étaient destinés. C'est depuis cette époque que, dans les formulaires, on insiste sur la nécessité de formuler ainsi le chlorhydrate de quinine.

La créosote, en suppositoires, à la dose de 25 centigrammes, est parfaitement tolérée par le rectum, et je passe maintenant au dernier point de cette étude des méthodes rectales; je veux parler de leurs avantages et de leurs inconvénients.

Avantages et inconvénients des méthodes rectales. — Le rectum est une admirable voie d'introduction des médicaments, et il est à regretter qu'elle soit si souvent négligée et oubliée par les médecins.

La muqueuse rectale absorbe, en effet, rapidement les substances médicamenteuses, et, pour certaines d'entre elles, comme le laudanum, les iodures, etc., la rapidité d'absorption est plus grande par la voie rectale que par la voie stomacale.

Demarquay avait déjà établi, en 1877, cette extrême rapidité d'absorption, et Savary, en Angleterre, avait confirmé ces expériences. Je les ai reprises à mon tour il y a peu de temps, et l'on trouvera consignés, dans la thèse de mon élève le docteur Lemanski (1), les principaux résultats de ces recherches et les conclusions auxquelles nous sommes arrivés.

Ces expériences peuvent se résumer dans le tableau suivant :

(1) LEMANSKI. *De la voie rectale et de son utilisation en thérapeutique* (Thèse de Paris, 1892).

Médicaments	Voie d'absorption stomocale.	Voie d'absorption rectale.	Mode de recherches.
Antipyrine..........	40 minutes.	30 minutes...	Examen des urines.
Iodure de potassium.	15 —	10 — .	Examen de la salive.
Salicylate de soude.	35 —	25 — .	Examen des urines.
Bleu de méthylène..	40 —	1 h. 15 m...	—
Salol...............	30 —	Lente, 4 h. environ.	—
Térébenthine	45 —	Résultat négatif.	—

Si j'ajoute que, par cette voie, il n'y a pas de modification du médicament ni de décomposition, soit par l'acidité du suc gastrique ou l'alcalinité de la bile ; qu'enfin, il n'existe, par ces méthodes, aucune fatigue de l'estomac, j'aurai montré les grands avantages des méthodes rectales.

Il faut leur reconnaître cependant des inconvénients ; d'abord, l'irritation de la muqueuse rectale, qui amène souvent l'intolérance, puis l'impossibilité qu'éprouvent certains malades de garder les lavements. Examinons chacun de ces points.

Tout en reconnaissant que l'intolérance existe dans bien des cas par suite de l'irritation provoquée par l'action locale de certaines substances médicamenteuses, surtout si l'on en prolonge l'usage pendant longtemps, il faut reconnaître cependant que le rectum est beaucoup plus tolérant qu'on ne le supposait.

Lorsque Kügler vint à la Société de thérapeutique proposer des suppositoires de créosote, je soutins *a priori* que ce médicament, si irritant pour les muqueuses buccale et stomacale, ne pourrait être toléré dans le rectum. L'expérience m'a donné complètement tort, et les malades tolèrent pendant des mois et même des années des suppositoires de créosote à la dose considérable de 1 gramme par jour.

Il en est de même du chloral, des bromures, des iodures, qui, malgré leur action locale caustique, sont bien supportés par la muqueuse rectale.

Quant au second inconvénient qui est l'impossibilité de garder les lavements, on peut faire usage des suppositoires, et, pour moi, je préfère de beaucoup ces derniers ; tandis qu'en effet les moindres contractions intestinales et les plus légères coliques peuvent faire rendre le lavement médicamenteux, le suppositoire, au contraire, est toujours bien gardé.

Mais dans certains cas, je le reconnais, pour les lavements alimentaires, nous ne pouvons avoir recours à la forme solide, et le lavement s'impose. Toutefois, ici encore, on peut, je crois, vaincre la difficulté en usant de l'entéroclyse, qui permet, par une pénétration lente, d'atteindre des parties élevées du rectum. Cantani affirmait avoir même, par cette méthode, forcé la valvule iléo-cæcale, qui perdrait ainsi son surnom de *valvule des apothicaires*. D'après de nouvelles recherches de Lesage et Dauriac, on pourrait facilement pénétrer dans l'intestin grêle et pratiquer ainsi le lavage de cette portion du tube digestif.

On peut aussi pour l'administration de ces lavements, faire usage de longues canules recourbées : en effet, la cause de l'intolérance résulte le plus souvent chez la femme d'un déplacement utérin, et chez l'homme du développement de la prostate, et il suffit de dépasser ces deux obstacles pour faire pénétrer le lavement dans les parties supérieures du rectum jusqu'à l'S iliaque et au delà.

A propos de l'entéroclyseur employé dans les irrigations rectales, je dois dire quelques mots des irrigations forcées, qui se font à l'aide de pompes foulantes puissantes dans les cas d'étranglement interne.

On peut aussi utiliser, avec plus d'avantage encore, la pression des gaz, et c'est ainsi qu'on a combattu les étranglements avec les lavements d'eau de Seltz.

Mais revenons aux lavements médicamenteux et aux suppositoires. Toutes les fois qn'il existera de l'intolérance stomacale, vomissements, irritation gastrique, etc., on devra user des méthodes rectales; on pourra encore s'en servir lorsque la substance médicamenteuse a un goût trop désagréable, comme l'assa fœtida.

Enfin, on peut les utiliser lorsque le médicament provoque par son contact des vomissements ou de l'irritation gastrique. De là le succès des lavements de chloral, des suppositoires et des lavements de créosote, des suppositoires calman s opiacés ou bel- adonés dans les cas de coliques hépatiques ou né- phrétiques. Les sels de quinine, qui sont si souvent mal tolérés par l'estomac, sont facilement administrés par le rectum; il en est de même de l'antipyrine.

Dans certains cas d'affections cardiaques compli- quées de vomissements, j'ai utilisé les lavements d'infusion ou de macération de digitale à la dose de 50 centigrammes de poudre de feuilles pour un quart de lavement. Je pourrais encore multiplier beaucoup ces exemples, mais j'espère qu'ils suffisent pour montrer l'importance des méthodes rectales, et je passe maintenant à l'étude des méthodes pulmo- naires.

CHAPITRE XVI

Des méthodes pulmonaires. inhalations, fumigations, trochismes, cigarettes, papiers médicinaux,

Comme je l'ai déjà dit, lorsque j'ai traité *du médicament* et de ses voies d'absorption, la muqueuse pulmonaire est celle par laquelle l'absorption des substances médicamenteuses est la plus prompte et la plus rapide.

A ce point de vue, elle l'emporte même sur la méthode hypodermique; en effet, tandis que les médicaments introduits sous la peau ont, avant de pénétrer dans le ventricule gauche qui doit les lancer dans les points où doit porter leur action élective, à franchir la circulation pulmonaire où les substances volatiles peuvent s'éliminer, les médicaments, au contraire, introduits par le poumon, pénètrent directement dans ce ventricule et sont portés par la circulation artérielle sur les points de l'axe cérébro-spinal. Malgré ces circonstances favorables, c'est la voie la moins utilisée en thérapeutique, et sauf pour les anesthésiques, on peut dire qu'elle est à peu près abandonnée.

Injections intra-trachéales. — Claude Bernard, qui avait insisté sur les grands avantages que présentait la muqueuse pulmonaire pour l'administration des médicaments, avait pensé qu'on pouvait peut-être injecter dans la trachée des substances médicamenteuses, et cela avec d'autant plus de raison que cette muqueuse absorbe les substances liquides avec une extrême rapidité, comme l'ont montré de curieuses expériences sur le cheval, où l'on a vu des litres de liquides injectés par la trachée être rapidement absorbés.

Jousset de Bellesme appliqua les idées de son maître à l'homme, et dans les cas de fièvre pernicieuse, où l'on doit agir avec une extrême rapidité, il a injecté avec succès chez l'homme des solutions des sels de quinine. Les vétérinaires, de leur côté, ont profité de la longueur de la trachée chez le cheval et de la facilité avec laquelle on l'atteint pour employer aussi cette méthode des injections médicamenteuses intra-trachéales. Mais je crois qu'encore dans ce cas la méthode ne s'est pas généralisée. En tout cas, chez l'homme, elle est restée à l'état d'exception.

Je l'ai essayée bien souvent dans mon service, et j'ai surtout profité des individus qui gardaient des fistules trachéales, suite de trachéotomie. J'ai toujours provoqué chez eux des quintes de toux très vives, et les effets du médicament n'ont pas été très appréciables, le malade expectorant par les quintes de toux la substance médicamenteuse introduite par la trachée.

Injections intra-pulmonaires. — Il est une autre méthode d'injections sous-cutanées qui utilise cette fois directement le poumon : c'est celle qui consiste à injecter dans le parenchyme pulmonaire des substances médicamenteuses à travers les espaces intercostaux. Mais ici c'est plutôt un effet local qu'un effet général qu'on voulait obtenir ; il s'agissait du traitement antimicrobien des cavernes pulmonaires. C'est encore là une méthode qui paraît aujourd'hui absolument abandonnée; je n'y ai jamais d'ailleurs eu recours. Et j'arrive maintenant aux seules méthodes mises en usage : ce sont les inhalations et les fumigations.

Inhalations. — Je serai bref sur l'inhalation; c'est la méthode dont on fait usage pour l'administration des anesthésiques. Aujourd'hui que l'éther est absolument délaissé, il ne reste plus que les inhalations de chloroforme ou de protoxyde d'azote, ou bien encore des mélanges anesthésiques en usage en Angleterre. On a conseillé, pour l'administration du chloroforme, un très grand nombre d'appareils plus ou moins compliqués, mais si l'on se reporte à la pratique courante, c'est encore la simple compresse qui est le plus fréquemment employée. Je n'ai pas à tracer ici les règles de l'anesthésie : elle est en entier du domaine de la chirurgie et je renvoie à cet égard aux traités spéciaux.

Fumigations. — Dans les fumigations, il est un autre élément qui intervient; c'est celui de la chaleur, ou bien le malade respire dans ce cas des vapeurs de solutions médicamenteuses aqueuses, ou bien de l'air chargé des produits volatilisés renfermés dans ces substances.

Les fumigations aqueuses sont peu employées. Elles ont d'ailleurs bien peu d'action. J'ai fait autrefois des expériences avec des infusions bouillantes de belladone que j'inhalais, et jamais, quelle que soit la durée de ces inhalations, je n'ai obtenu d'effet sur la pupille. En revanche, les substances odorantes, comme certaines résines, l'eucalyptol, la térébenthine, le goudron, fournissent des inhalations qui ont une action générale et qu'on peut utiliser. Germain Sée a, dans ces derniers temps, beaucoup vanté la pyridine ; cette substance, qui a été d'abord retirée des vieux chiffons brûlés, est aujourd'hui obtenue par voie de synthèse.

Pour ces fumigations, rien n'est plus facile que de les mettre en œuvre. Il suffit de verser sur une assiette ou sur une soucoupe une quantité donnée de la substance médicamenteuse (pour la pyridine, c'était 30 grammes), et l'on peut hâter le développement des vapeurs médicamenteuses en plaçant le tout sur un bain-marie. Jusqu'ici, la pharmaceutique intervient peu. Son intervention commence avec les trochismes, les cigarettes et les papiers médicinaux.

Trochismes. — On donne le nom de *trochismes* ou de *clous fumants* à de petits cônes qui brûlent avec plus ou moins de rapidité. Voici la formule des clous fumants du Codex :

Benjoin..........................	80 gr.
Santal citron.....................	20 —
Azotate de potasse................	40 —
Baume de tolu.....................	20 —
Charbon végétal...................	500 —
Mucilage de gomme adragante.......	Q. S.

On fait avec cette pâte de petits cônes de 3 centimètres environ de hauteur.

Bien entendu, un grand nombre de substances médicamenteuses peuvent être introduites dans ces clous fumants.

Cigarettes. — Dans d'autres circonstances, on fabrique des cigarettes ; les unes se comburent, les autres ne se comburent pas. Les premières seules appartiennent aux fumigations, les secondes aux inhalations. Pour les premières, je signalerai surtout les cigarettes arsenicales et les cigarettes belladonées. Voici la formule de ces cigarettes que donne le Codex :

Arséniate de soude cristallisé... .... 1 gr.
Eau distillée.......................... 26 —

On fait absorber la totalité de cette solution par une feuille de papier à filtrer de Berzélius. Faites sécher et divisez cette feuille en vingt parties égales qui contiendront chacune 5 centigrammes d'arséniate de soude. On enveloppe le tout dans du papier à cigarettes.

Pour les cigarettes de belladone, de digitale, d'eucalyptus, de stramonium, il suffit d'en inciser les feuilles et d'introduire 1 gramme de ces substances dans chaque cigarette à l'aide d'un appareil spécial.

Dans l'asthme, on utilise aussi la combustion de papiers médicinaux et en particulier de papier nitré. Ce dernier se fabrique d'une façon très simple en trempant du papier non collé dans une solution saturée de nitrate de potasse.

Tels sont les modes pharmaceutiques utilisés par les méthodes pulmonaires, et, comme on le voit, sauf les inhalations anesthésiques, elles occupent bien peu de place dans l'arsenal thérapeutique, et je vais aborder maintenant, dans les prochains chapitres, un sujet tout aussi vaste et tout aussi compliqué, celui de la médication externe.

CHAPITRE XVII

De la médication externe (divisions).

Dans les chapitres précédents, nous avons examiné les nombreux médicaments qui constituent la médication interne, je vais étudier maintenant la médication externe et, pour mettre dans un aussi vaste sujet de l'ordre et de la clarté, je vais d'abord établir les divisions que je me propose de suivre dans ces chapitres.

La médication externe ou locale s'applique à la peau ou aux muqueuses. De là cette première grande division :

1° Médication externe de la peau ou cutanée ;

2° Médication externe des muqueuses.

Bien entendu, pour cette dernière, nous l'étudierons dans les diverses cavités où elle peut agir : cavités buccale, vésicale, vaginale, etc., et nous allons commencer, dès maintenant, par l'étude de la médication externe cutanée.

La médication externe cutanée comprend un très grand nombre de médicaments, et nous les diviserons en trois groupes.

Dans l'un, on fait agir surtout les corps gras comme véhicules des principes médicamenteux : ce sont les pommades.

Dans le second groupe, c'est, au contraire, l'eau ou des véhicules liquides qui sont chargés de ces mêmes principes : ce sont les lotions, les bains locaux ou généraux; nous y joindrons les cataplasmes.

Enfin, dans le troisième groupe, nous placerons les médicaments qui agissent en produisant une révulsion plus ou moins vive de la peau et quelquefois même la désorganisation des tissus. C'est dans cette classe que nous placerons les rubéfiants, les emplâtres, les sinapismes, les vésicatoires et enfin les caustiques. Comme on le voit d'après cette énumération, nous avons un long chemin à parcourir; nous allons tâcher de le faire le plus méthodiquement possible, et nous commencerons par *les pommades*.

CHAPITRE XVIII

Des substances grasses
employées dans la médication externe
(pommades, liniments, baumes).

Des pommades. — Les pommades sont une des préparations les plus employées par la médication
externe; elles consistent dans le mélange intime
d'une substance médicamenteuse avec un corps gras.

Nous aurons donc à examiner l'excipient, d'une
part, puis la manière de procéder pour incorporer
cette substance avec le corps gras.

Selon l'excipient, on peut diviser les pommades en
plusieurs groupes :

1° Celles qui ont pour base l'axonge : ce sont les
pommades proprement dites;

2° Celles dont l'huile est l'excipient : ce sont les
cérats et les liniments;

3° Les pommades composées avec la glycérine : ce
sont les glycérés;

4° Celles dont la vaseline est le véhicule : ce sont
les pétrolés;

5° Celles qui emploient un nouveau corps gras
introduit en thérapeutique, la lanoline : ce sont les
lanolés;

6° Enfin, à tous ces groupes il faudrait ajouter les
rétinolés, qui ont pour base le rétinol associé à la
cire.

Examinons chacun de ces groupes.

Pommades proprement dites. — Pour les pommades proprement dites, c'est, comme je viens de le dire, l'axonge qui leur sert de véhicule. C'était de beaucoup le plus employé ; mais l'introduction de la vaseline, d'une part, et de la lanoline, de l'autre, dans la confection des pommades, tend chaque jour à en diminuer l'usage.

L'axonge est de la graisse de porc ; elle présente ce sérieux inconvénient, commun à la plupart des graisses d'origine végétale ou animale : c'est de s'oxyder et de rancir. Pour éviter cet inconvénient, on ajoute à l'axonge de la teinture de benjoin à la dose de 5 grammes par kilogramme ; c'est ce qu'on décrit sous le nom d'*axonge benzoïnée*, et cette addition empêche son rancissement.

Pour préparer ces pommades, on emploie trois procédés : par mélange, par solution, par action chimique.

Le procédé de beaucoup le plus employé, c'est le procédé par mélange qui consiste à malaxer dans un mortier la substance médicamenteuse avec l'axonge.

Pour les substances solides, on devra préalablement les réduire en poudre aussi fine que possible : pour celles qui sont solubles, il est bon de les associer, comme dit Yvon, à la glycérine et de les incorporer, dans cet état, à l'axonge. Quant aux extraits, ils se mélangent facilement avec l'axonge. Je puis donner des exemples de ces différentes pommades.

Pour les pommades avec des substances solides, je signalerai celle d'Helmerich, qui, comme on le sait, constitue le remède par excellence contre la gale :

Soufre sublimé et lavé.................   10 gr.
Carbonate de potasse..................   5 —
Eau distillée.........................   5 —
Huiles d'amandes douces...............   5 —
Axonge................................   35 —

Pour une pommade faite par solution d'un corps
soluble, voici la formule de la pommade à l'iodure
de potassium où l'on fait intervenir la glycérine :

Iodure de potassium...................   10 gr.
Glycérine.............................   10 —
Axonge benzoïnée......................   80 —

Pour les pommades avec les extraits, je signalerai
la pommade belladonée, dont voici la formule :

Extrait de belladone..................   4 gr.
Eau distillée ou glycérine............   2 —
Axonge................................   24 —

Et je passe maintenant au second groupe des pommades : les pommades par solution.

Ici, nous trouvons les mêmes divisions que pour
les tisanes, et nous aurons des pommades par solution simple, par macération, par coction. Je n'ai pas
besoin d'expliquer la valeur de chacun de ces mots,
et il me suffira de donner des exemples de chacune
de ces pommades par solution.

Pour les pommades à solution simple, on peut faire
intervenir la chaleur; la pommade au chloroforme
en est un exemple, et c'est après avoir liquéfié l'axonge
et la cire qui servent d'excipient à cette pommade
qu'on ajoute le chloroforme. Ici, la cire a un rôle
particulier : c'est d'empêcher le mélange d'être trop
liquide, le chloroforme dissolvant l'axonge. Voici les
proportions de cette pommade :

Chloroforme...........................   10 gr.
Cire..................................   5 —
Axonge................................   35 —

Pour les pommades par macération, je donnerai comme exemple la pommade au concombre qui était autrefois très employée, et qui est aujourd'hui à peu près abandonnée. Elle consistait à mettre en contact avec de l'axonge des rondelles de concombre, et au bout d'un certain temps la pommade contractait l'odeur de cette cucurbitacée. J'avoue n'avoir jamais compris le choix du concombre comme parfum de l'axonge. Ajoutons que cette addition ne modifiait en rien ni la qualité ni l'altérabilité de la graisse de porc.

Enfin, pour les pommades par coction, je citerai l'onguent populeum, qui, bien entendu, n'agit pas par les bourgeons de peuplier qu'il renferme, mais bien par tout le groupe des solanées qui entrent dans sa composition. On en peut d'ailleurs juger par la formule de cet onguent :

Bourgeons de peuplier récemment séchés.	800	gr.
Feuilles fraîches de Belladone..........	500	—
— de jusquiame....................	500	—
— de pavot......................	500	—
— de morelle.......	500	—
Axonge............................	4000	—

Le dernier groupe des pommades proprement dites est celui obtenu par combinaison chimique ; elles sont excessivement rares. En voici un exemple : c'est l'onguent citrin, qui a pour base l'azotate de mercure ; mais ce mélange se fait dans la pommade elle-même, en voici la formule :

Mercure..........................	40	gr.
Acide azotique à 1,42...............	80	—
Axonge............................	400	—
Huile d'olives.....................	400	—

J'en ai fini avec les pommades proprement dites.

et je passe maintenant à l'étude de celles qui ont pour base l'huile, et qui constituent les cérats.

Les cérats. — Les cérats ont été encore plus délaissés que les pommades à base d'axonge, et l'introduction des antiseptiques en chirurgie a fait bannir cette préparation des pansements externes où elle était autrefois universellement employée. Il y a près de quarante ans, lorsque j'étais interne des hôpitaux dans le service d'un des maîtres de la chirurgie à cette époque, Velpeau, le pansement des plaies avait pour base le cérat et les cataplasmes, et je me rappelle encore les immenses bassins contenant les cataplasmes et les pots non moins vastes renfermant le cérat de Galien.

Tout cela, heureusement, a disparu, mais il faut au moins connaître la composition de ce cérat de Galien ; la voici :

    Cire blanche........................... 100 gr.
    Huile d'amandes douces................ 400 —
    Eau distillée de roses................. 300 —

Il ne reste plus des cérats que des préparations utilisées surtout en parfumerie. C'est le cérat à la rose ou pommade rosat qu'on applique sur les lèvres et le cold-cream. Voici la formule du cérat à la rose :

    Cire blanche........................... 50 gr.
    Huiles d'amandes douces............... 100 —
    Carmin n° 40..................... cinquante centigr.
    Essence de roses....................... x gouttes.

Quant au cold-cream, voici sa formule d'après le Codex :

    Eau de roses........................... 60 gr.
    Teinture de benjoin.................... 15 —
    Essence de roses....................... x gouttes.
    Blanc de baleine....................... 60 gr.
    Cire blanche........................... 30 —
    Huile d'amandes douces.................215 —

Dufour (1) propose de modifier cette formule de la façon suivante :

Eau de roses......................................	60 gr.
Teinture de benjoin......................	30 —
Essence de roses.........................	x gouttes
Blanc de baleine.........................	60 —
Cire blanche.............................	30 —
Huile d'amandes douces.............	230 —

Glycérés. — La glycérine, qui sert d'excipient aux glycérés, est une substance qui a remplacé la graisse dans bien des préparations.

La glycérine, ce principe doux des huiles, qui a été classée par Berthelot dans le groupe des alcools triatomiques, est une substance qui a des propriétés dissolvantes très énergiques, ce qui l'a fait utiliser en thérapeutique. Chimiquement pure, elle doit être neutre ; malheureusement, très souvent elle est impure, et donne alors une réaction acide non douteuse.

Les glycérés comprennent deux groupes : les glycérolés, qui ont comme excipient la glycérine liquide. et les glycérats, dont la glycérine a été solidifiée par l'amidon. Telle est la division d'Yvon ; je ferai remarquer, toutefois, que l'usage donne au mélange de glycérine et d'amidon le nom de *glycérolé*.

Voici quelques formules de glycérats et de glycérolés.

Glycéré d'amidon :

Amidon en poudre...................	10 gr.
Glycérine........................	140 —

Puis nous retrouvons dans les glycérés les mêmes mélanges qu'avec l'axonge. Par exemple, le glycérat

(1) Dufour, *Manuel de pharmacie pratique*, p. 106.

d'iodure de potassium que l'on peut opposer à la
pommade à l'iodure de potassium dont j'ai donné la
formule précédemment :

Iodure de potassium......................	4 gr.
Eau distillée ou glycérine..............	4 —
Glycéré d'amidon	24 —

Je ne poursuivrai pas plus loin cette énumération,
et j'aborde maintenant les pommades à base de
vaseline.

Des pétrolés. — La vaseline ou plutôt la pétroléine,
car le mot vaseline indique une marque commerciale,
est, comme son nom l'indique, tirée des pétroles et
constitue un corps onctueux parfaitement incolore
lorsqu'il est pur, coloré en jaune lorsque la purifica-
tion n'est pas parfaite. C'est le meilleur des excipients pour les pommades, et cette supériorité, il la
doit surtout à ce fait que, constituant un corps
minéral, il est inoxydable, et que, de plus, il se
mélange parfaitement bien avec les substances médicamenteuses, et, enfin, qu'il est parfaitement neutre.
Aussi, nous avons substitué dans toutes les pommades la vaseline à l'axonge et dans les mêmes proportions.

Ainsi donc, lorsqu'on formulera des pommades on
devra remplacer toujours l'axonge par la vaseline et
quant aux préparations officinales du Codex, on doit
aussi faire cette substitution. Je ne donnerai pas ici
des formules de pommades à la vaseline; il suffit de
se reporter à celles que j'ai indiquées à propos des
pommades proprement dites.

Des lanolés. — Mais dans cette question des pommades, les progrès sont incessants; la glycérine
s'était déjà substituée à l'axonge, nous venons
de voir que la vaseline, à son tour, avait remplacé

l'axonge et la glycérine, et voici maintenant un troisième corps, la lanoline, qui tend à son tour à se substituer à la vaseline.

La lanoline est extraite du suint de mouton ; cependant elle a très peu d'odeur. C'est un corps onctueux qui a la consistance des corps gras, mais qui partage avec la vaseline cet avantage de ne pas rancir.

Mais ce qui fait surtout sa supériorité, ce sont les deux propriétés suivantes : c'est que la lanoline est miscible avec l'eau et les solutions aqueuses, d'une part, et que, de l'autre, elle constitue des pommades très adhérentes à la peau. Nous verrons même. lorsque je parlerai des emplâtres, les applications qu'on en a faites dans les nouvelles préparations emplastiques destinées au traitement des maladies cutanées, et l'on fait de cette lanoline le même usage que de la vaseline et l'axonge, et dans les mêmes proportions. Il y a donc une lanoline boriquée à 10 pour 100, etc., etc.

Rétinolés. — Au groupe de pommades que je viens de signaler, il faudrait en ajouter un sixième : c'est le rétinol, substance retirée de la colophane et introduite par Vigier dans la pharmaceutique. On unit le rétinol à la cire, et ce nouveau mélange permet de constituer avec les essences une pommade que Lucas-Championnière emploie comme antiseptique dans le traitement des plaies. Ces pommades jouiraient de propriétés antiseptiques très puissantes.

Voici la formule de quelques-uns de ces mélanges :

Essence de cannelle	1 gr.
Naptol β	1 —
Rétinol	75 —
Cire stérilisée	25 —

Voici une autre formule à odeur fort agréable :

                Essence de géranium............ vingt-cinq centigr.
                  —   d'origan................ vingt-cinq   —
                  —   de thym................ vingt-cinq   —
                  —   de verveine............ vingt-cinq   —
                Rétinol........................... 75 gr.
                Cire stérilisée..................... 25 —

A côté des pommades, je citerai les baumes et les liniments qui ont, avec les pommades, des points de contact très nombreux et qui servent aux mêmes usages.

DES BAUMES. — Pharmaceutiquement parlant, on ne doit donner le nom de *baumes* qu'aux substances qui contiennent de l'acide benzoïque ou de l'acide cinnamique. Il n'y aurait donc comme véritables baumes que ceux qui sont employés dans la médication interne, c'est-à-dire le baume du Pérou et le benjoin. qui contiennent de l'acide benzoïque, et le baume de Tolu, qui renferme l'acide benzoïque et l'acide cinnamique.

Mais, par suite d'une interprétation différente de ce mot, on l'a appliqué à bien d'autres substances; c'est surtout à la médication externe et en particulier aux pommades et aux liniments auxquels on attribuait des vertus très actives que ce mot a été appliqué, et je puis donner ici la formule de certaines de ces préparations.

Tout d'abord, je parlerai du baume Nerval, qui tient à la fois de la pommade par la moelle de bœuf qu'il renferme, des liniments par l'huile d'amandes douces qui entre dans sa composition, et enfin des baumes véritables par le baume de Tolu qu'il contient.

Voici, d'ailleurs, la formule de ce baume Nerval :

                Moelle de bœuf purifiée.............. 350 gr.
                Beurre de muscade................. 450 —
                Huile d'amandes douces............. 150 —

Essence de romarin......................	30 gr.
Essence de girofle......................	15 —
Camphre...............................	15 —
Baume de tolu.........................	30 —
Alcool à 80 degrés....................	60 —

Un autre baume très répandu, c'est le baume opodeldoch, qui se présente sous deux formes, la forme solide et la forme liquide.

Voici la formule de ces deux préparations :

Baume opodeldoch solide :

Savon animal râpé et desséché..........	120 gr.
Camphre pulvérisé....................	96 —
Ammoniaque liquide	40 —
Essence de romarin....................	24 —
Essence de thym.....................	8 —
Alcool à 90 degrés...................	1000 —

Baume opodeldoch liquide :

Savon médicinal râpé et desséché.......	100 gr.
Camphre pulvérisé....................	90 —
Essence de romarin....................	20 —
Essence de thym.....................	10 —
Ammoniaque liquide...................	30 —
Alcool à 80 degrés....................	1000 —

La préparation du baume opodeldoch présente un certain danger : c'est la dissolution du savon dans l'alcool qui se fait au bain-marie, car il peut arriver que l'alcool s'enflamme.

Jusqu'ici, nous voyons donner le nom de baume à des pommades, on le donne aussi à des liniments et même à des alcoolats. Comme exemple des liniments, je citerai surtout le baume tranquille, et comme exemple des alcoolats, le baume de Fioravanti.

Le baume tranquille porte aussi le nom d'*huile de belladone composée;* il résulte de l'association des solanées avec des plantes aromatiques comme on peut en juger par la composition si complexe que voici :

Feuilles fraiches de belladone	200 gr.	
— — de jusquiame	200 —	
— — de morelle	200 —	
— — de nicotiane	200 —	
— — de pavot	200 —	
— — de stramonium	200 —	
Essence d'absinthe	0,50	
— d'hysope	0,50	
— de marjolaine	0,50	
— de menthe	0,50	
— de rue	0,50	
— de romarin	0,50	
— de sauge	0,50	
— de thym	0,50	
Huile d'olives	5000 gr.	

Ce liniment a une belle couleur verte, qu'il doit, non pas aux plantes qui entrent dans sa composition, mais bien à cette circonstance qu'on fait cuire l'ensemble dans une bassine en cuivre. Constanty a montré que, lorsqu'on se sert d'un autre vase, la coloration verte est à peine appréciable.

Quant à l'alcoolat de Fioravanti dit *baume de Fioravanti*, il a une composition encore plus complexe que le baume tranquille ; mais la partie efficiente ou active est constituée par de la térébenthine de mélèze qui entre dans sa composition. Cette térébenthine, d'ailleurs, est employée dans un très grand nombre de préparations connues sous le non de *baume de vie, de liniment antiarthritique*, etc.

Comme on le voit ce groupe des baumes est des plus complexes et des moins bien limités, et je passe maintenant à l'étude des huiles médicinales et des liniments qui ne sont que des huiles médicinales composées.

Huiles médicinales. — Pour la préparation des

huiles médicinales, nous trouvons les mêmes divisions que pour les pommades, c'est-à-dire qu'elles se font soit par solution, soit par macération, soit par digestion, soit enfin par coction. Quant à l'excipient, c'est toujours d'huile d'olives dont on se sert, ou bien encore d'huile d'amandes douces. Je vais donner quelques exemples de ces différentes sortes d'huiles médicinales.

Pour celles par solution, je signalerai l'huile phosphorée. Lorsqu'il y a vingt-cinq ans, j'étais chef de clinique de Béhier, je fis mon premier travail de thérapeutique, qui parut dans le *Bulletin de thérapeutique* (1) en 1868, sur le traitement de l'ataxie locomotrice par le phosphore, et je signalais alors l'un des premiers, combien la formule de l'huile phosphorée donnée par le Codex était défectueuse. Je proposai d'y substituer la solution du phosphore dans le chloroforme, sous forme de capsule renfermant 1 milligramme de principe actif.

Mais en même temps que je communiquais ces travaux à la Société de thérapeutique, Méhu proposait de substituer à l'huile ordinaire l'huile chauffée à 250 degrés qui peut dissoudre alors le phosphore d'une façon beaucoup plus complète et l'on fait une huile phosphorée au centième pour l'usage externe ; on y ajoute de l'éther pour empêcher l'oxydation du phosphore, et voici sa formule :

Phosphore blanc	1 gr.
Huiles d'amandes douces décolorée	95 —
Ether sulfurique	4 —

---

(1) DUJARDIN-BEAUMETZ. *Sur l'emploi du phosphore en médecine, et en particulier dans l'ataxie locomotrice progressive* (*Bulletin général de thérapeutique*, 1868, t. LXXIV, p. 16, 157, 203, 302).

C'est cette huile qui, additionnée d'huile d'amandes douces également décolorée, donne un mélange au millième qu'on emploie à l'intérieur :

    Huile phosphorée au centième.......... 10 gr.
    Huile d'amandes douces décolorée...... 90 —

Les huiles médicinales par digestion sont celles qui sont faites avec 100 grammes de plantes sèches pour 1000 grammes d'huile d'olives.

La coction est réservée, au contraire, pour les plantes fraîches. C'est ainsi qu'on fait l'huile de belladone, de jusquiame, etc.

DES LINIMENTS. — Quant aux huiles médicinales composées, autrement dit aux liniments, je signalerai les liniments calmants dont il y a plusieurs formules. Voici l'une d'elles :

    Laudanum de Sydenham................ 5 gr.
    Chloroforme .... 5 —
    Baume tranquille..................... 90 —

Ou bien encore le liniment chloroformé.

    Chloroforme.......................... 10 gr.
    Baume tranquille..................... 90 —

D'autres fois, c'est une excitation qu'on veut obtenir du liniment; nous avons alors le liniment de Rosen ou bien le liniment ammoniacal. Voici leurs formules :

Liniment de Rosen :

    Beurre de muscade.................... 5 gr.
    Huile volatile de girofle............ 5 —
    Esprit de genièvre................... 90 —

Liniment ammoniacal :

    Ammoniaque liquide................... 10 gr.
    Huile d'amandes douces............... 90 —

Enfin, dans quelques cas, c'était pour recouvrir la surface de la peau d'une couche peu perméable qu'on se servait d'un liniment; c'était le liniment calcaire, dont on usait beaucoup autrefois dans le traitement des brûlures du premier et du second degré. Aujourd'hui l'application des méthodes antiseptiques à ce traitement a fait abandonner cette préparation, dont voici la formule :

Huile d'amandes douces..................	50 gr.
Eau de chaux saturée....................	50 —

C'est ici que se termine l'énumération des substances grasses employées par la médication externe. Il me reste, maintenant, à dire, pour terminer ce chapitre, comment on doit utiliser ces préparations et quels sont leurs avantages et leurs inconvénients.

Avantages et inconvénients des pommades. — Tout d'abord, je dois dire qu'au point de vue de la prescription des pommades, c'est généralement 30 gr. qui constituent la dose qu'on ordonne le plus souvent, car, dans les formules que j'ai données, j'ai indiqué les proportions telles qu'elles sont inscrites au Codex. Avec ces pommades, on fait des frictions plus ou moins énergiques, et quelquefois même on laisse en contact avec la peau un linge recouvert d'une couche plus ou moins épaisse de la pommade.

Dans quelques circonstances, on chauffe la pommade ou le liniment avant de pratiquer la friction; c'est ce qu'on appelle une *embrocation.*

Je n'insisterai pas sur les avantages des pommades appelées à modifier la peau ou bien à calmer la douleur, ou encore à provoquer une légère congestion de la surface cutanée. Les pommades nous rendent

journellement d'utiles services ; mais il faut reconnaître qu'on les a beaucoup exagérées.

L'ancienne pharmacopée était encombrée de ces
prétendus baumes à vertus héroïques, qui enlevaient
avec une extrême rapidité les rhumatismes, la goutte,
etc. Aujourd'hui encore, nous voyons un grand
nombre de masseurs soutenir qu'ils ont des formules
spéciales de liniments qui augmentent de beaucoup
leur pratique de massage, ce qui est une profonde
erreur ; ces liniments ne jouent aucun rôle curateur
dans la massothérapie.

Chaque semaine, l'Académie, à propos des remèdes
secrets, reçoit des formules de pommades appelées
à guérir les plus graves maladies, et c'est surtout
l'espèce d'animal d'où est tirée la graisse qui joue
ici le plus grand rôle : graisse de porc mâle, de mar-
motte, etc. ; la graisse humaine a même été vantée
par nos pères.

Lorsque j'étais rapporteur des remèdes secrets à
l'Académie, j'ai eu bien souvent à parcourir ces formules, et je me rappelle encore une dame qui avait
trouvé la formule d'une pommade qui guérissait à la
fois les hémorrhoïdes et les hernies ; mais elle avait
soin d'ajouter, pour ces dernières, qu'une fois la
friction faite avec sa pommade, il fallait appliquer un
bon bandage.

Cette question des propriétés curatives des pommades me conduit à parler de nouveau de leur absorption par la peau.

Cette question de l'absorption des pommades par
la peau a soulevé dans ces derniers temps de très
intéressantes discussions que l'on trouvera fort bien
résumées dans un excellent travail de Cathelineau (1)

(1) CATHELINEAU. *Des frictions mercurielles.*

sur les frictions mercurielles. On a nié la pénétration
du mercure soit à l'état métallique, soit modifié par
les éléments de la sueur, à travers la surface cutanée
et l'on a soutenu que c'était à l'état de vapeur hy-
drargyrique qu'il était absorbé non par la peau,
mais par les poumons. C'est Merget (1) qui s'est
montré le plus ardent défenseur de cette manière de
voir, et par des expériences bien comprises, il a
montré qu'à la température du corps, le mercure
fournissait des vapeurs diffusibles qui étaient reprises par la respiration.

Tout en admettant cette possibilité de la pénétration des vapeurs hydrargiriques par les poumons à
la suite des frictions mercurielles, Cathelineau recon-
naît que cette voie n'est pas exclusive pour qu'il
retrouve dans les urines des malades frictionnés plus
de mercure que celles fournies par le mercure porté
à la température de 37°.

La même discussion vient de se renouveler à propos des frictions cutanées avec le gaïacol. Saillet (de
Marseille) (2) affirmait la possibilité de l'absorption
par ce moyen, mais Guinard (de Lyon) (3) montrait
que c'était par les vapeurs de gaïacol pénétrant par
les poumons que se produisait cette introduction.
Enfin, plus récemment, Linossier (de Lyon), tout en
admettant la pénétration à l'état de vapeurs, soute-
nait qu'elle pouvait se faire par la peau. Je doute
pour ma part beaucoup de la possibilité de cette pénétration, surtout à l'état de vapeurs, et l'on est tou-

(1) MERGET. *Act. toxiques et thérapeut. des vap. mercurielles.*
Thèse. Bordeaux, 1888.
(2) Deux mots à propos des badigeonnages au gaïacol (*Bull.
de thér.*, 30 novembre 1893, p. 442 .
(3) **A** propos du gaïacol en badigeonnages épidermiques
(*Bull. de thér.*, 30 oct. 1893, p. 339).

jours en droit de se demander si la diffusibilité de ces vapeurs ne permet pas leur passage à travers les appareils et par l'air respiré par le malade.

A cet égard, je suis très affirmatif au sujet des pommades chloroformées; je crois que leur action calmante est due à l'évaporation lente du chloroforme que le malade aspire. Quant aux frictions d'alcaloïdes, comme les frictions de pommades aux sels de quinine, elles sont absolument inefficaces.

En résumé, sauf l'action modificatrice de la peau. je crois que les pommades agissent dans la cure des douleurs rhumatismales ou autres bien plus par la friction qui est par elle-même une manœuvre de massage qui atténue les phénomènes douloureux, et par la révulsion qu'elles déterminent sous l'influence de leur action irritante locale, que par la pénétration de leurs principes actifs dans l'économie.

Les pommades ont des inconvénients bien atténués, il faut le reconnaître, depuis l'introduction de la vaseline et de la lanoline; autrefois, l'axonge, en rancissant, irritait la peau par suite de la production d'acides gras. Elles salissent les objets qui touchent aux malades; leur adhérence à la peau est quelquefois très faible, aussi on verra, lorsque je parlerai des sparadraps, que, dans le traitement des affections cutanées, on abandonne de plus en plus les pommades pour adopter les emplâtres adhésifs.

Dans le prochain chapitre nous étudierons les solutions aqueuses employées dans le traitement externe cutané.

CHAPITRE XIX

Des substances liquides employées dans la médication externe (lotions, fomentations, bains généraux et locaux, cataplasmes).

Dans le chapitre précédent, j'ai parlé des corps gras et de leur application à la médication externe cutanée; je vais m'occuper maintenant des agents médicamenteux qui constituent le second groupe, ceux qui ont pour base l'eau. Ce sont les lotions, les fomentations, les bains généraux et locaux et les cataplasmes.

Des lotions et des fomentations. — Les lotions, qui n'occupaient dans la pharmaceutique qu'une place absolument restreinte à ce point qu'elles passent presque inaperçues dans le Codex, ont pris cependant une importance prépondérante en médecine et se sont substituées aux pommades et aux cataplasmes. C'est la méthode antiseptique qui a été la cause de cette révolution; elle a chassé le cataplasme de la thérapeutique, ainsi qu'un très grand nombre de liniments, et les a remplacés par les lotions, les fomentations et les pansements humides.

Je dois donner tout d'abord l'explication de ces deux mots *lotions* et *fomentations*. Tandis que la lotion est faite avec un liquide à la température ambiante, pour les fomentations on chauffe le liquide dont on doit faire usage.

Aujourd'hui, toutes les fois qu'une plaie est en état de suppuration, quelle qu'en soit la cause, c'est du pansement humide qu'on fait usage, pansement qui consiste à tremper de la tarlatane dans un liquide antiseptique, à le placer en plusieurs épaisseurs sur le point malade, et à recouvrir le tout soit de taffetas gommé, soit de ces feuilles si minces de gutta-percha que l'on trouve aujourd'hui dans le commerce.

Selon les circonstances, on fait soit des lotions, soit des fomentations, et cela avec toutes les solutions antiseptiques. Les uns se servent d'eau stérilisée par l'ébullition, les autres préfèrent les solutions plus actives de sublimé, d'acide borique, d'acide phénique, de thymol, etc. D'autres enfin, se basant sur ce fait bien démontré aujourd'hui par des recherches bactériologiques, que l'association de plusieurs antiseptiques augmentent les vertus de chacun d'eux, associent plusieurs de ces préparations.

Je ne puis donner ici toutes ces formules. En voici quelques-unes : d'abord le sublimé, le plus actif de tous les antiseptiques ; il s'emploie au millième pour l'usage externe :

Sublimé...... .... 1 gr.
Eau distillée bouillie.................. 1.000 —

Il faut colorer ces solutions en bleu pour éviter les causes d'erreur. L'association de l'acide tartrique au sublimé augmente ses propriétés antiseptiques, On peut alors employer la formule suivante :

Sublimé.......................... 1 gr.
Acide tartrique........................ 5 —
Eau distillée bouillie........ .... 1 litre.

Salomon a proposé une formule encore plus complète et qui, dans une certaine mesure, s'oppose à l'empoisonnement par cette solution lorsqu'elle est prise à l'intérieur. Voici cette formule :

Sublimé	1 gr.
Acide tartrique	5 —
Chlorure de sodium	1 —
Sulfate de cuivre	2 —
Eau distillée et bouillie	1.000 —

On a même multiplié tous les moyens pour obtenir ces solutions d'une manière extemporanée, les uns ont fait du papier qu'il suffit de tremper dans 1 litre de liquide pour obtenir une solution antiseptique, d'autres ont fait des pastilles qui, en se dissolvant, produisent la même solution.

L'acide borique est, après le sublimé, une des substances le plus employées, et ceci résulte, non pas de sa puissance antiseptique, qui est relativement **faible, ma**is de son innocuité. On fait avec l'acide borique **des solutions** dont voici une formule :

Acide borique	**30 gr.**
Eau distillée et bouillie	1.000 —

On peut, comme pour le sublimé, faire des solutions complexes. Voici l'une de ces formules :

Acide borique	25600
Acide phénique,	1 00
Thymol	0 30
Alcool pour dissoudre	Q. S.
Eau distillée et bouillie	1.000 gr.

L'acide phénique a été un des corps les plus employés au début de l'application de l'antisepsie chirurgicale, et Lister en avait fait la base de ses solutions fortes et faibles dont voici les formules :

Solution faible au quarantième :

Acide phénique....................................	25 gr.
Alcool ou glycérine...................	25 —
Eau............................	950 —

Solution forte au vingtième :

Acide phénique....................	50 gr.
Alcool ou glycérine...............	50 —
Eau..................................	900 —

Mais l'étude plus attentive des propriétés microbicides de l'acide phénique montre qu'il ne devait pas occuper le rang primordial qu'on lui avait assigné ; de plus, les phénomènes toxiques déterminés par son introduction dans l'économie ayant causé des accidents mortels ont fait mettre beaucoup de modération dans l'emploi de ces solutions.

On a soutenu que le véhicule servant à la dissolution de l'acide phénique jouait un rôle dans la production de ces phénomènes toxiques. Si en chirurgie humaine, de pareils accidents ont été constatés, c'est que l'on se servirait exclusivement de l'alcool comme dissolvant, tandis que dans l'art vétérinaire, où ces phénomènes n'ont jamais été constatés, c'est la glycérine que l'on utiliserait à cet usage. Weber s'est fait surtout le défenseur de cette manière de voir.

On doit se rappeler que le degré de solubilité de l'acide phénique est de 5 pour 100.

Le thymol est un excellent antiseptique ; il a cependant contre lui sa faible solubilité, et aussi doit-on, toutes les fois qu'on en fait usage, ajouter de l'alcool. Voici, par exemple, la formule d'une solution :

Thymol..............................	1 gr.
Alcool à 85 degrés...................	4 —
Eau distillée...........	995 —

J'arrêterai là mon énumération des antiseptiques; il y en a bien d'autres; mais la plupart sont peu ou pas solubles dans l'eau, ce qui rend leur usage en solution bien difficile.

Tel est l'iodoforme, qui tient un rang si élevé dans l'antisepsie, mais que l'on emploie beaucoup plus à l'état pulvérulent qu'à l'état de solution dans l'éther ou le chloroforme.

Pour ces corps peu solubles et même pour ceux qui le sont, on a substitué, aux compresses imbibées de solutions aqueuses de ces produits, des tissus spéciaux dans lesquels on incorpore les poudres médicamenteuses ou bien que l'on trempe dans les solutions faites avec de l'eau, de l'alcool ou de l'éther et que l'on évapore ensuite. On donne à ces tissus le nom de *lint*.

Il y a du lint à l'acide borique, au thymol, à l'aristol, qui n'est que du thymol biiodé ; on fait aussi de cette façon de la ouate salicylée, boriquée, etc. Aujourd'hui, la chirurgie se sert presque exclusivement de ces pansements spéciaux pour le traitement des plaies non suppurées, réservant le pansement humide pour celles qui suppurent.

Lotions générales. — Jusqu'ici, je n'ai parlé que des lotions locales, mais elles peuvent être générales et constituer alors une des pratiques de l'hydrothérapie qui se rapproche à la fois de la douche et des bains. Ce sont des lotions avec l'éponge trempée dans de l'eau froide ou chaude additionnée ou non d'un alcoolat comme le baume de Fioravanti, l'eau de Cologne, de lavande, suivies d'une friction sèche au gant de crin.

Je suis, pour ma part, très partisan de ces lotions générales ; je les prescris toujours à l'eau très chaude additionnée d'eau de Cologne. On évite ainsi au patient la sensation fort pénible de l'eau froide.

et l'évaporation du mélange donne le refroidissement sans impression désagréable. Quant à la friction au gant de crin, on trouve aujourd'hui des lanières de crin qui permettent de se frictionner sans avoir recours à une main étrangère.

Des bains. — Je viens de parler des lotions générales ; le bain rentre dans ce groupe, et ici c'est une immersion ou un séjour plus ou moins prolongé du corps ou d'une partie du corps dans l'eau ou dans une solution médicamenteuse. D'où bains simples et bains médicamenteux.

Commençons par les bains généraux. Je passe brièvement sur les bains simples et je ne parlerai que des bains médicamenteux.

Le bain est généralement de 300 litres.

Pour les bains alcalins, c'est 250 grammes de carbonate de soude dit *cristaux de soude* que l'on dissout dans l'eau. Pour les bains sulfureux dits *bains de Barèges*, c'est 100 grammes du trisulfure de potassium qui est la dose employée. Si l'on voulait se rapprocher davantage de la composition des eaux de Barèges, voici le mélange dont il faudrait faire usage :

Trisulfure de soude cristallisé.........   60 gr.
Chlorure de sodium cristallisé........   50 —
Carbonate de soude.................   30 —

Il faut dans ces bains sulfureux dissoudre d'abord les substances médicamenteuses dans 1 litre d'eau chaude et ne verser le tout dans la baignoire que lorsque la dissolution est complète.

Le bain de sel se fait avec 5 kilogrammes de sel gris.

Pour le bain de sublimé, voici les deux formules dont vous pouvez vous servir :

Bichlorure de mercure	20 gr.
Alcool à 90 degrés	50 —
Eau distillée	200 —

Ou bien :

Bichlorure de mercure	15 gr.
Chlorhydrate d'ammoniaque	15 —
Eau distillée	500 —

Les bains sulfureux et de sublimé doivent être pris dans des baignoires spéciales. On fait maintenant usage de baignoires de fonte émaillée qui ne s'altèrent pas au contact de ces solutions.

Il y a des bains extrêmement complexes et pour les formules desquels je renvoie à notre *Formulaire* (1), ce sont les bains de Pennès ou les bains de mer artificiels, les bains de la Bourboule artificiels et ceux de Plombières artificiels également. Bien entendu, le mot *artificiel* doit être pris dans toute la force du terme, car quelle que soit la composition de ces bains, ils ne donnent jamais les effets thérapeutiques de ceux faits avec les eaux naturelles.

D'autres fois ce sont des solutions végétales qu'on utilise comme bain. Exemple, le bain d'amidon qui se fait avec 200 grammes d'amidon ; le bain de son dans lequel on place un sac contenant 1 kilogramme de son. Pour les bains de tilleul ou de valériane, on les fait d'abord avec 1 kilogramme de tilleul et de racines de valériane en infusion dans une dizaine de litres d'eau et l'on verse l'infusion dans la baignoire.

Enfin le règne animal lui-même est utilisé sous la forme de bains gélatineux ; il se fait avec le mélange suivant :

1. Dujardin-Beaumetz et Yvon, sixième édition, *Formulaire d'hygiène thérapeuthique*, article Balnéation.

Colle de Flandre...................... 500 gr.
Eau chaude........................... 10 litres.

On fait dissoudre dans l'eau bouillante et on verse dans la baignoire : on peut associer ce bain gélatineux au bain sulfureux ou alcalin.

Bains locaux. — Peu de chose à dire de ces bains ; les pédiluves, les manuluves, les bains de siège se font avec les mêmes solutions que les bains généraux, et je passe maintenant à l'étude d'un bain local spécial : le cataplasme.

Des cataplasmes. — J'ai dit, au début de ce chapitre, la cause de l'abandon des cataplasmes ; en effet, les bactériologistes les considèrent comme d'excellents milieux de culture, qu'il s'agisse de cataplasmes de graine de lin on de fécule. Repoussés totalement de la nouvelle chirurgie, les cataplasmes n'ont pas trouvé meilleur accueil dans la pratique médicale.

Autrefois, on usait beaucoup de ces cataplasmes dans le traitement des maladies de la peau, surtout dans leur période inflammatoire aiguë ; aujourd'hui Besnier et l'école de l'hôpital Saint-Louis les ont remplacés avantageusement par l'enveloppement dans des toiles en caoutchouc et de gutta-percha laminée.

Restait la médecine proprement dite qui trouve les mêmes effets, c'est-à-dire la conservation de la chaleur et de l'humidité, en se servant soit de fomentations, soit surtout de couches de ouate salicylée ou boriquée entourée de taffetas gommé.

On évite ainsi les inconvénients des cataplasmes qui, en outre de leur facilité à devenir des milieux favorables au développement de micro-organismes deviennent souvent irritants par leur fermentation même.

C'est ce qui arrive surtout avec les cataplasmes de farine de graine de lin, de beaucoup les plus employés ; cette farine contient, en effet, de l'huile qui s'altère et rancit quand la farine est trop ancienne.

On s'est efforcé de remédier à cet inconvénient en retirant l'huile de cette farine, c'est ce qu'a fait Lailler de l'asile de Quatre-Mares, en faisant intervenir le sulfure de carbone sur la farine. Cependant, le cataplasme est resté populaire, et il faudra bien des années avant qu'il disparaisse de nos usages domestiques. Il faut donc que je dise quelques mots de leur préparation.

Les cataplasmes à la graine de lin se font de deux façons. Ou bien on mélange la farine avec de l'eau froide et l'on chauffe jusqu'à ce qu'on ait obtenu une consistance pâteuse, ou bien on verse l'eau chaude sur la farine.

On place le tout dans de la mousseline ou de la tarlatane ; mais ici encore il y a deux procédés : les uns veulent que le cataplasme en entier soit recouvert de cette enveloppe ; les autres, au contraire, veulent que la partie malade soit en contact direct avec la farine, et ils suppriment l'étoffe sur un des côtés du cataplasme. Des deux méthodes, la première seule doit être conservée ; car le contact direct de la farine n'ajoute rien à ses propriétés thérapeutiques, elle ne fait que salir et encombrer la partie malade.

On fait aussi des cataplasmes avec la fécule de pomme de terre ou de l'amidon ; la formule est la suivante :

Fécule de pommes de terre ou amidon..   50 gr.
Eau.................................   500 —

Et avec l'empois qu'on obtient avec ce mélange, on procède comme avec la farine de lin.

Dans ces derniers temps, frappés des nombreux inconvénients des cataplasmes, Hamilton, d'une part, et Lelièvre, de l'autre, ont fait des cataplasmes qui se rapprochent beaucoup des fomentations. Ils trempent plusieurs épaisseurs d'étoffe dans une solution mucilagineuse. Lelièvre se sert pour cet usage de *Fucus crispus*. Puis ils font sécher ces préparations, et il suffit de tremper ces linges dans l'eau chaude pour obtenir instantanément un cataplasme que l'on maintient humide, grâce à de la gutta-percha laminée. C'est cette gutta-percha qui est le fait le plus intéressant de ces cataplasmes, car ils peuvent être utilisés pour toute autre fomentation, et en particulier pour celles qui ont pour base des solutions antiseptiques.

A côté des cataplasmes Hamilton et Lelièvre, je dois dire quelques mots des autres succédanés de ces préparations. Blatin a proposé un tissu cataplasme que l'on trempait dans une solution médicamenteuse; en Angleterre, c'est de l'éponge placée entre deux étoffes qui remplacent le tissu imaginé par Valetin; de là le nom de *spongiopiline* qui lui a été donné.

Les cataplasmes dont je viens de parler peuvent être additionnés de substances médicamenteuses, on les couvre de laudanum, et même, dans certains cas, on introduit dans leur préparation des poudres végétales. Exemple, les cataplasmes de feuilles de ciguë.

Dans les campagnes, on voit encore servir au même usage des feuilles de betterave, de chou, etc. J'ai moi-même autrefois, lorsque je m'occupais de la pénétration des médicaments dans l'économie, expérimenté à l'hôpital Saint-Antoine les cataplasmes de feuilles de digitale, mais je n'ai obtenu que peu ou pas d'effet sur le cœur avec ces cataplasmes.

Telles sont les applications des solutions aqueuses à la peau ; je devrais faire, en terminant, apprécier les avantages et reconnaître les inconvénients de ces préparations, mais je me suis longuement étendu sur ce point à propos des lotions et des cataplasmes.

Pour les bains, je n'ai qu'à rappeler ce que je disais au début de ce volume à propos des méthodes cutanées : la peau, revêtue de son épiderme n'absorbe pas les solutions aqueuses, mais, dès que l'épiderme est entamé, la pénétration peut se faire.

Donc, on ne tirera des bains qu'une action locale, soit de chaleur, soit de congestion de la peau, soit des effets modificateurs de la surface cutanée dans les affections de la peau, et encore ici, les bains qui étaient autrefois si employés à l'hôpital Saint-Louis, lorsque j'étais interne de Devergie, sont-ils ordonnés avec beaucoup de modération. L'on verra qu'eux aussi, comme les cataplasmes, ont été remplacés par des topiques plus adhérents à la peau et ayant, par cela même, une action plus prolongée.

J'exposerai ces nouvelles préparations dans le prochain chapitre où je ferai l'histoire des sparadraps, des taffetas, du collodion, etc.

CHAPITRE XX

Des modificateurs et des révulsifs de la peau (sparadraps, emplâtres, onguents, collodions, topiques, vésicants, caustiques).

J'aborde aujourd'hui dans ce chapitre le troisième et dernier groupe des médicaments qui constituent la médication externe cutanée.

Ils peuvent être divisés en trois classes : Dans la première se trouvent les médicaments qui, adhérant à la peau, ont pour but de la modifier, sans l'altérer toutefois, ce sont les adhésifs.

La seconde classe comprend les médicaments qui produisent une destruction de l'épiderme, ce sont les vésicants ; enfin la troisième classe comprend les médicaments qui détruisent profondément la peau, ce sont les caustiques ou les escharrotiques. Examinons chacun de ces groupes.

Des adhésifs. — Les adhésifs comprennent les onguents, les emplâtres, les sparadraps, les taffetas, les papiers emplastiques et les collodions.

Nous allons passer en revue chacune de ces sortes de médicaments.

Des onguents. — De même que les baumes, les onguents ont eu autrefois une grande vogue ; ce sont des médicaments qui ont pour base une résine et un corps gras, on peut y incorporer des substances plus ou moins actives.

Le corps gras est le plus souvent de l'huile d'olives et la résine est le plus souvent de la térébenthine ou de la résine élémi. Cette résine élémi, on la verra revenir à chaque instant dans cette étude ; elle constitue une des bases des emplâtres, il faut donc que l'on sache d'où elle provient.

La résine élémi est une matière demi-transparente, ayant une odeur agréable qu'on a comparée à celle du fenouil et qui provient d'une térébenthène qui croît en abondance au Brésil, l'*Icica icicariba*.

Je donnerai peu de formules d'onguents, ils sont aujourd'hui presque complètement abandonnés. Il y avait autrefois un onguent basilium qui avait pour but de provoquer la suppuration, d'où son nom de suppuratif. Il y avait aussi l'onguent styrax qui stimulait les plaies. Tout cela a heureusement disparu de notre arsenal thérapeutique.

Il en est de même de l'onguent digestif composé de térébenthine, de jaune d'œuf et d'huile d'olives. On animait, comme disaient nos pères, l'onguent digestif en y joignant le styrax, et j'aborde maintenant l'histoire beaucoup plus intéressante des emplâtres et des sparadraps. C'est là un des sujets les plus embrouillés de la thérapeutique ; je réclame donc toute l'attention pour les détails dans lesquels je vais entrer.

DES EMPLATRES. — Lorsque nous disons vulgairement le mot emplâtre nous comprenons à la fois la substance agissante et le support qui la porte, cette confusion ne doit pas être faite dans le sens rigoureux des mots. En pharmaceutique, l'emplâtre s'applique à la substance agissante, réunie dans une pâte plus ou moins ferme se présentant sous forme de boule ou de petit cylindre auxquels on donne le nom de *magdaléons*.

Lorsqu'on étend ce magdaléon sur un support comme de la peau on fait un écusson, lorsqu'on l'étend au contraire sur une toile de fil ou de coton on fait un sparadrap. Yvon (1) veut que le mot sparadrap s'applique exclusivement à un emplâtre étendu sur une toile de coton, de fil ou de soie. On verra par la suite que cette limitation est trop exclusive et que pour les nouveaux sparadraps employés dans le traitement des affections cutanées, on s'est servi d'autres tissus et en particulier de gutta-percha laminée.

Le magdaléon peut être aussi étendu sur du sparadrap et c'est le cas le plus ordinaire.

Pour appliquer ces magdaléons sur la peau ou sur le diachylon on emploie deux procédés : le procédé du pouce ou de la spatule et le procédé du fer chaud. On fait avec un carton un moule creux que l'on applique sur le support que l'on doit employer, peau ou sparadrap et à l'aide d'un des procédés que je viens de signaler, à froid ou à chaud.

Quant à la composition même des magdaléons ils se divisent en deux grands groupes : les emplâtres résineux et les emplâtres à base d'un sel métallique. Comme exemple des premiers je signalerai l'emplâtre de poix de Bourgogne et l'emplâtre de ciguë.

La formule du premier est la suivante :

Cire jaune...................................   100 gr.
Poix de Bourgogne......................   300 —

À étendre sur de la peau ou de la toile.

Je rappellerai à propos de cet emplâtre qu'un remède autrefois célèbre pour combattre la sciatique était un immense emplâtre de poix de Bourgogne

(1) YVON. *Notions de pharmacie nécessaires aux médecins*, t. I, p. 107.

qui enveloppait tout le membre malade; on lui donnait le nom de remède du bourreau de Lyon.

Un autre emplâtre résineux encore usité est celui de ciguë. Il est basé sur cette opinion absolument erronée que la ciguë peut guérir le cancer. On peut faire cet emplâtre soit avec des feuilles fraîches soit, ce qui est préférable, avec l'extrait de ciguë.

Voici la formule d'un emplâtre de ciguë donné par Yvon.

Racines d'élémi..............................	10 gr.
Cire blanche.................................	20 --
Térébenthine de Venise	5 —
Poudre de ciguë	10 —
Extrait alcoolique de ciguë	90 —

Et je passe maintenant au groupe bien plus important des emplâtres à base métallique :

Cette base est constituée par la saponification d'un corps gras par un sel de plomb, en présence de l'eau et de la chaleur, et voici la formule de ce que l'on décrit sous le nom d'emplâtre simple qui sert de base à tous les autres emplâtres de ce groupe.

Axonge....................................	1.000 gr.
Huile d'olives.............................	1.000 —
Litharge pulvérisé........................	1.000 —
Eau......................................	2.000 —

On verra entrer cet emplâtre simple dans la composition des trois emplâtres les plus employés : l'emplâtre diachylon, l'emplâtre de Vigo *cum mercurio*, et l'emplâtre dit l'onguent Canet.

Je ne vous donnerai que la formule de l'emplâtre diachylon qui est celle-ci :

Emplâtre simple...............	48 gr.
Cire jaune,.....................	
Poix blanche.....................	āā 3 -
Térébenthine	

Gomme ammoniaque.........
Galbanum................... } ãã 15 gr.
Sagapenum.................

Cette formule est tirée du formulaire de nos hôpitaux qui fournit le meilleur des diachylons et de beaucoup le plus adhésif.

Pour l'onguent de Vigo, son principe actif est dans le mercure qu'il contient : c'est encore un emplâtre très employé. Je rappellerai à ce propos qu'il permet de faire avorter les pustules varioliques et lorsque l'on veut éviter les marques toujours si désagréables, pour les femmes surtout, que laissent à leur suite les éruptions varioliques, on peut user du moyen suivant.

Au début de l'éruption, on prend des magdaléons d'emplâtre de Vigo, on les étend en couche épaisse sur la figure et on saupoudre le tout avec de la poudre de talc et, comme ce masque doit rester pendant toute la période de l'éruption, il faudra chaque jour boucher, comme on le ferait avec du mastic, les fissures qui se produisent avec le même emplâtre.

Rien à dire de l'onguent Canet qui était, comme on le disait autrefois, maturatif. Comme cet appel à **la suppuration** est ce que redoute le plus la chirurgie **moderne l'onguent** Canet doit être absolument abandonné. Il en **est de même de l'onguent** de la Mère Thèele qui présentait cette particularité **que** c'était un emplâtre brûlé, c'est-à-dire que l'on poussait la cuisson au delà de 100 degrés, ce qui lui donnait une coloration brun foncé.

Une fois toutes ces données acquises sur les emplâtres nous allons passer à l'étude plus intéressante des sparadraps.

Des sparadraps. — Ici ce n'est plus un simple écus-

son que l'on fait, on étend la masse emplastique sur
de grandes bandes de toile et c'est ainsi, par exemple,
que se présente le sparadrap au diachylon; c'est-
à-dire celui fait avec l'emplâtre dont j'ai donné tout
à l'heure la formule et pour le faire on emploie un
appareil spécial que je n'ai pas à décrire et qu'on
appelle le sparadrapier.

C'est ce sparadrap que la nouvelle école de l'hôpital Saint-Louis, sous l'influence de Vidal, de Besnier
et de Hallopeau, tend à substituer aux pommades et
aux autres onguents. Ils invoquent pour expliquer
cette substitution les grands avantages que l'on peut
retirer de la persistance du contact des substances
médicamenteuses avec la peau malade grâce au
pouvoir adhésif de ces préparations et, dans un très
remarquable rapport présenté à la Société de thérapeutique, Hallopeau (1) a montré tous les avantages
de cette substitution.

C'est le regretté Vidal qui le premier a conseillé
ces sparadraps spéciaux, sparadraps au cinabre, à
l'huile de foie de morue, à l'oxyde de zinc, etc. Il se
servait comme base de l'emplâtre simple ou de l'emplâtre de diachylon.

Mais en Allemagne on a substitué, sous l'influence
de Unna et de Beiersdorf d'autres excipients consistant dans la solution de la gutta-percha dans la
benzine. De leur côté Vigier et Cavailles qui se sont
beaucoup occupés de cette fabrication des sparadraps
ont utilisé la lanoline additionnée d'eau.

Hallopeau considère ces deux excipients comme
donnant de bons résultats, toutefois la solution de

____

(1) HALLOPEAU. Note sur les progrès réalisés dans les préparations emplastiques destinées au traitement des maladies de
la peau. Soc. de thérap, 1872.

gutta-percha dans la benzine étant altérable il en résulte quelquefois une irritation vive de la peau, tandis qu'au contraire l'emplâtre de diachylon ou l'emplâtre simple serait très peu irritant à condition d'être préparé récemment et avec des huiles et des résines fraîches.

Ces sparadraps ou épithèmes caoutchoutés ont surtout été étudiés par Ferdinand Vigier, ils sont constitués par un emplâtre composé de gutta-percha ou de caoutchouc que l'on dissout, soit à l'aide de l'éther sulfurique ou celui de pétrole, soit à l'aide du chloroforme ou de la benzine; on ajoute de la lanoline et de la vaseline. Pour le rendre aseptique on utilise le benjoin, le baume du Pérou ou le baume de Canada.

Dans cette masse fondamentale en introduit des médicaments divers, généralement à la dose de 10 pour 100 et le nombre de ces épithèmes devient ainsi considérable. Il y a des épithèmes au sublimé, mais cette fois à la dose de 50 pour 100 au minimum, et au cinabre qui correspond au sparadrap rouge de Vidal, à l'ichthyol et à la résorcine, au naphtol et au goudron, à l'huile de foie de morue, etc.

Pour les proportions voici d'ailleurs une série de formules que j'emprunte à l'Union pharmaceutique (1).

Emplâtre à l'oxyde de zinc (L. PORTES).

Emplâtre simple......................	720 gr.
Cire jaune..........................	400 —
Lanoline caoutchoutée..............	1.800 —
Oxyde de zinc......................	600 —

(1) Formules de l'hôpital Saint-Louis, *Union pharmaceutique*, 15 novembre 1893, p. 489.

Emplâtre à l'acide pyrogallique (L. Portes).

Gomme ammoniaque...................	20 gr.
Cire jaune........................	50 —
Lanoline caoutchoutée (1)	50 —
Colophane........................	20 —
Térébenthine de Venise.............	50 —
Acide pyrogallique.................	126 —

Emplâtre au calomel (Quinquaud et L. Portes).

Emplâtre diachylon...............	3.000 gr.
Calomel.........................	1.000 —
Huile de ricin...................	300 —

Emplâtre à l'huile de cade.

Emplâtre simple	1.000 gr.
Cire jaune......................	500 —
Huile de Cade...................	300 —

Emplâtre à l'huile de foie de morue.

Emplâtre simple.................	3.000 gr.
Cire jaune......................	1.250 —
Huile de foie de morue...........	1.750 —

Emplâtre à l'huile de chaulmoogra.

Emplâtre simple.................	2.000 gr.
Cire jaune......................	1.000 —
Huile de chaulmoogra............	3.000 —

Emplâtre rouge (Vidal).

Emplâtre Diachylon...............	5.200 gr.
Minium.........................	500 —
Cinabre.........................	300 —

Des taffetas. — Les taffetas sont des sparadraps
sur soie, c'est-à-dire qu'on applique sur une soie
noire, rose ou blanche une solution de colle de poisson et l'on obtient alors un tissu adhésif qui porte le

(1) La lanoline caoutchoutée contient 150 grammes de caoutchouc pour 1800 grammes de lanoline et s'obtient en distillant
sur la lanoline une solution chloroformique de caoutchouc.

nom populaire de taffetas d'Angleterre. Aujourd'hui ce taffetas, comme bien des préparations pharmaceutiques, est abandonné, il a été remplacé comme adhésif pour les petites blessures de la peau par le collodion ou par le sparadrap ayant pour base soit la gutta-percha laminée ou la baudruche recouvertes du même enduit adhésif.

Des papiers emplastiques. — De même que les taffetas sont des sparadraps ayant pour base des étoffes de soie, les papiers emplastiques sont des sparadraps à base de papier. On étend sur ces papiers des emplâtres à base métallique et l'on fait ainsi ce qu'on appelle le *papier chimique*, papier qui sert à faire une légère révulsion sur la peau. Il y avait un papier qui était autrefois très employé, c'était le papier à cautères. Mais quand je parlerai des révulsifs, je montrerai que si le vésicatoire est encore compris à juste titre dans la médication révulsive, les cautères et les vésicatoires suppuratifs doivent être complètement abandonnés et j'arrive aux collodions.

Des collodions. — Comme on le sait, le collodion est une dissolution du fulmi-coton dans un mélange d'alcool et d'éther. Voici les proportions de ces trois substances.

Fulmi-coton...........................	5 gr.
Ether rectifié........................	75 —
Alcool à 95 degrés....................	20 —

Ce collodion ne peut être utilisé en médecine, sa rétraction est en effet tellement vive qu'il entraîne des lésions de l'épiderme, aussi pour le faire médicinal on a dû le rendre élastique et cela à l'aide de l'huile de ricin. Pour obtenir cet effet on ajoute le quinzième de son poids de cette huile.

Ce collodion médicinal n'est pas encore assez élastique et je suis d'avis d'augmenter dans de notables proportions le chiffre de l'huile de ricin et de le porter de 7 grammes à 10 grammes pour 100.

Ce collodion élastique peut renfermer des substances médicamenteuses et l'on fait ainsi des collodions morphinés, phéniqués, mercuriels, etc. Voici par exemple la formule de collodion phéniqué et salicylé utilisé dans la chirurgie antiseptique.

Acide salicylique ou Phénol..........	2 gr.
Collodion médicinal.................	98 —

Voici la formule du collodion morphiné.

Chlorhydrate de morphine..........	0gr10
Alcool à 90 degrés.................	10 gr.
Collodion médicinal.................	90 —

J'en ai fini avec cette longue énumération des substances adhésives et je passe maintenant au second groupe des médicaments, c'est-à-dire à ceux qui déterminent une révulsion vive de la peau et même la desquamation de l'épiderme et je prendrai comme type des premiers, appelés rubéfiants, les sinapismes, et comme type des seconds les vésicants : les vésicatoires.

Des sinapismes. — Les sinapismes ont pour base la farine de moutarde, et la production de l'essence de moutarde qui en constitue le principe actif en est fort intéressant. Cette essence n'existe point toute formée dans la graine de moutarde noire (*Brassica nigra*). Cette dernière renferme une substance cristallisable, le myronate de potassium auquel les chimistes donnent aussi le nom de sénigrine. Si l'on met en contact cette sénigrine avec un ferment soluble, la myrosine, en présence de l'eau, il se fait de l'essence de moutarde.

Nous connaissons peu la composition de ce ferment mais nous savons que ses propriétés sont détruites lorsque la température dépasse 60 degrés ou lorsqu'il est mis au contact d'acide dilué ou d'alcool. De ces faits résultent les deux applications suivantes : c'est que jamais les cataplasmes sinapisés ne doivent être faits avec de l'eau chaude et que l'on ne doit pas non plus les additionner de vinaigre comme on le fait dans les classes populaires pour en augmenter l'action rubéfiante.

Le cataplasme sinapisé est aujourd'hui peu employé. il a été remplacé par une préparation fort commode introduite dans la thérapeutique par Boggio en 1865 et surtout par Rigollot en 1867, qui y a attaché son nom. Ce procédé consiste à appliquer sur du papier à l'aide d'une solution de caoutchouc de la poudre de farine de moutarde dont on a retiré toute l'huile grasse à l'aide du sulfure de carbone et il suffit de tremper ce papier dans de l'eau froide pour obtenir rapidement une action révulsive très énergique.

On a même proposé de simplifier encore ces sinapismes en étendant directement sur la peau de l'essence de moutarde. Voici une formule donnée par Grimault :

Glycérine pure......................	13 gr.
Amidon	20 —
Essence de moutarde................	x gouttes.

Il ne faudrait pas croire que les sinapismes n'ont qu'une action rubéfiante ; lorsque leurs effets sont prolongés, ils deviennent vésicants et déterminent même la mortification des tissus.

C'est ce qui arrive malheureusement trop souvent

lorsqu'on applique des sinapismes Rigollot chez les malades qui ont perdu la sensibilité. Combien de fois chez les enfants atteints de convulsions, chez les vieillards frappés d'apoplexie, chez les personnes plongées dans le coma, avons-nous vu des escharres profondes et des désordres considérables produits par ces sinapismes que l'on oublie, et que l'absence de douleur ne révèle pas.

Je ne saurais trop attirer l'attention sur ce point, et au bout de dix minutes, au maximum, il faut retirer les sinapismes et surtout les sinapismes Rigollot qui ont une action très brutale.

Il est encore d'autres cataplasmes rubéfiants; ce sont ceux au vinaigre et ceux à l'ail, l'essence d'ail ayant, comme l'essence de moutarde, une action révulsive, et j'aborde maintenant l'histoire des vésicants.

Des vésicatoires. — C'est là, aujourd'hui, un des points les plus contestés de la thérapeutique, et nous voyons une jeune école poussée par des maîtres ardents repousser presque complètement le vésicatoire de la thérapeutique. Je montrerai que c'est là un autre excès qu'il faut éviter au même titre que l'abus des vésicatoires; mais avant de me prononcer sur ce point, je dirai quelques mots de leur préparation.

Le vésicatoire a le plus ordinairement pour base la cantharide, et c'est la poudre fournie par ce coléoptère (*lytta vesicatoria*) qui est utilisée pour sa préparation.

Cette poudre contient, en effet, un principe actif et caustique : la cantharidine.

Pour obtenir un vésicatoire, on opère comme pour un emplâtre, c'est-à-dire que l'on fait un magdaléon avec cette poudre et des substances résineuses.

En voici la formule d'après le Codex :

Résine élémi	5 gr.
Huile d'olives	2 —
Onguent basilicum	11 —
Cire jaune	20 —
Cantharides pulvérisées	21 —

C'est cet onguent que l'on étend suivant les procédés que j'ai signalés, sur une peau blanche ou sur un sparadrap au diachylon pour faire un écusson qui reproduit ou le dessin donné par le médecin dans son ordonnance, ou les dimensions qu'il a indiquées.

Aujourd'hui, on abandonne un peu ces sortes de vésicatoires pour adopter les sparadraps vésicants que l'on taille suivant l'étendue que l'on veut donner à la vésication. On a même fait des taffetas vésicants à la cantharidine ou bien encore des tissus vésicants au cantharidate de potasse.

Voici, par exemple, la formule d'un tissu vésicant d'après Guichard.

Grenetine	10 gr.
Eau distillée	50 —
Alcool à 85 degrés	50 —
Cantharidate de potasse	5 —
Glycérine	2 —

On étend cette solution chaude sur de la gutta-percha laminée.

La grenetine n'est que de la gélatine pure.

On a fait aussi des collodions à la cantharidine, Bidet a même imaginé un vésicatoire liquide qui est une solution éthérée de cantharide que l'on étend sur la peau pour y produire la révulsion.

Enfin, il existe une sorte de vésicatoire qui est aussi très usitée : c'est la mouche de Milan qui diffère un peu dans sa composition de l'emplâtre vésicant ordinaire. En voici la formule :

Poix blanche purifiée................ 100 gr.
Cire jaune...................... 100 —
Cantharides pulvérisées........... 100 —
Térébenthine de mélèze............ 20 —
Huile volatile de lavande.......... 2 —
— — de thym.............. 2 —

On étend le tout sur un sparadrap noir.

Il y a d'autres emplâtres vésicants, et je signalerai particulièrement l'emplâtre de thapsia qui produit une vésiculation de la peau plus ou moins intense et les emplâtres stibiés qui produisent des pustules.

Aujourd'hui, ces sortes de révulsions sont presque abandonnées : les emplâtres de thapsia parce que leur action n'est pas limitée à l'emplâtre lui-même, mais, par suite de la volatilisation du principe actif qu'il renferme, elle s'étend plus ou moins loin, et j'ai vu souvent des applications de thapsia sur la poitrine déterminer des éruptions à la face. Pour les vésicatoires stibiés, l'inconvénient résulte des pustules qu'ils provoquent et qui laissent à leur suite des cicatrices indélébiles.

C'est là un inconvénient commun avec un autre révulsif utilisé surtout dans la thérapeutique infantile : l'huile de croton.

On fait usage, dans ces cas, de frictions avec un mélange de 10 gouttes d'huile de croton dans 10 grammes d'huile d'olives. Ces frictions déterminent, sur les points où on l'applique une pustulation énergique, et cela à ce point que l'on a vu des jeunes femmes ne pouvant plus se décolleter à cause des cicatrices résultant d'une application trop intensive faite dans leur enfance de ce révulsif sur le

thorax. Mais je reviens aux vésicatoires proprement
dits.

Ces vésicatoires sont ou permanents, ou tempo-
raires. On donne à ces derniers le nom de vésicatoires
volants.

Je ne dirai rien des vésicatoires permanents, et
cela par la bonne raison qu'on ne doit jamais en aucune circonstance en appliquer. En effet, la suppuration prolongée, quelle qu'en soit l'origine, n'est un
fait favorable à l'économie, elle affaiblit l'organisme
et crée un danger constant d'infection et d'intoxication. La présence du pus doit toujours être évitée, et
si la révulsion devait toujours s'accompagner fatalement de la suppuration, ce procédé de thérapeutique
si actif devrait être abandonné, tellement les dangers
créés par la production du pus sont graves.

Donc, pas un mot sur les papiers épispastiques,
sur les pois à cautères, sur les pommades employées
pour maintenir la suppuration des vésicatoires, tout
cela devant être absolument rejeté.

Les mêmes objections ne peuvent être faites aux
vésicatoires volants; cependant leurs adversaires, en
présence des abus que l'on en a faits et que l'on en fait
encore, les ont frappés d'un ostracisme absolu. Quels
sont donc les dangers de ces vésicatoires volants?

Ils ont, par leur composition même, plusieurs inconvénients, La cantharidine, une fois l'épiderme
soulevé, pénètre dans l'économie, et elle est éliminée
par le rein à l'état de cantharidate alcalin, c'est-à-
dire de substance caustique et irritante ; de là la
néphrite cantharidienne si bien décrite par Cornil;
de là, la cystite cantharidienne si fréquente à la suite
des vésicatoires.

Un autre danger résulte de la destruction de l'épiderme qui crée une voie à la pénétration des microbes pathogènes et l'on a vu souvent des vésicatoires appliqués dans les cas de diphtérie se couvrir de fausses membranes ou bien devenir le point de départ d'érysipèles, ou devenir gangréneux, etc.

A côté de ces inconvénients les adversaires des vésicatoires ont placé le peu de bénéfice que, d'après eux, on en peut tirer ; et voyant des médecins appliquer d'une façon absolument banale et cela, souvent, entraînés par la famille, des vésicatoires sans utilité absolue et en particulier chez les enfants, ils les ont repoussés de la thérapeutique, ne gardant pour la médication révulsive que la cautérisation ignée rendue si facile et si peu douloureuse grâce à la belle découverte de Paquelin.

Je ne puis partager entièrement cette manière de voir et je crois encore à l'utilité des vésicatoires pour hâter la résolution de certains phénomènes inflammatoires : exsudats séro-fibrineux ou fibrineux. Mais il faut que les phénomènes fébriles aient complètement cessé pour que cette action révulsive par les vésicatoires soit utile.

Je les repousse dans toutes les périodes aiguës et ascensionnelles des maladies, surtout lorsqu'elles sont accompagnées d'un mouvement fébrile intense. Dans les états infectieux graves, je considère les vésicatoires comme dangereux.

Quant aux divers accidents que causent les vésicatoires nous en sommes presque toujours maîtres avec des soins attentifs. Pour la pénétration de la cantharidine dans l'économie, on avait conseillé de recouvrir le vésicatoire de camphre, ce que l'on obtenait facilement en l'arrosant d'éther camphré, mais c'est là une erreur ; jamais il n'a été démontré que le camphre pût combattre les effets de la cantharidine.

L'application d'un papier de soie huilé sur la surface du vésicatoire est plus utile, elle permet en effet d'empêcher des portions de l'emplâtre d'adhérer à la peau.

Mais le point le plus important, c'est de retirer l'emplâtre dès que l'épiderme est soulevé. Nous recommandons donc qu'à partir de la cinquième ou sixième heure on examine le point où l'on fait la révulsion et l'on devra enlever le vésicatoire dès que l'épiderme présentera cet aspect frisé qui indique sa mortification.

De là encore cet autre principe de ne jamais laisser les vésicatoires trop longtemps appliqués, 12 à 24 heures comme je l'ai vu quelquefois.

Le pansement du vésicatoire demande de grands soins, on repoussera absolument le cérat, le papier huilé, le beurre, la graisse, etc., pour se servir exclusivement soit de vaseline boriquée, soit, ce qui est préférable, de lint boraté ou bien encore de ouate salicylée. En un mot on appliquera à cette plaie de la peau le traitement rigoureusement antiseptique des brûlures au premier et second degré.

Avec ces précautions et avec les indications que j'ai données, et les réserves que j'ai formulées, je crois que l'on peut encore tirer des bénéfices non douteux de l'application des vésicatoires.

Des caustiques. — Nous venons de voir que les vésicants étaient très menacés même lorsqu'il s'agit des vésicatoires volants. Le groupe des caustiques est aujourd'hui repoussé par l'immense majorité des médecins et des chirurgiens.

On est revenu en effet au feu comme l'agent le plus actif, le plus sûr non seulement de la révulsion mais encore de la cautérisation. Comme par le cautère ou par l'électro-cautère on est arrivé à rendre le cautère actuel permanent, mobile, pouvant revêtir les formes les plus variées et s'adapter aux exigences les plus minutieuses de la chirurgie opératoire, on comprend qu'on ait abandonné tous les caustiques dont on faisait autrefois grand usage et nous ne les voyons plus employer aujourd'hui que par ces médicastres qui annoncent à tout venant qu'ils guérissent les tumeurs sans opération.

Je serai bref sur la composition de ces pâtes caustiques et je ne les signalerai que parce que dans les livres et dans les traités on les trouve cités à chaque page.

Lorsque je faisais mes études médicales, il y a plus de trente ans, ces caustiques étaient employés d'une façon constante en médecine comme en chirurgie. Avec Chassaignac j'ai appliqué des moxas, avec Velpeau je me suis servi de la pâte des frères Côme, avec Maisonneuve des flèches de Canquoin, avec Piédagnel du caustique Filhos et dans tous mes services comme interne ou comme externe j'appliquais, contre les affections de la moelle, des cautères à la potasse caustique ou à la pâte de Vienne. Il faut donc qu'on sache comment se composaient ces différentes préparations.

Le plus dangereux de ces caustiques était la pâte des frères Côme ; elle avait pour base l'acide arsénieux dont l'action caustique est des plus actives, aussi recommandait-on de ne l'employer que sur des petites surfaces. Car les cas d'intoxication et de mort à la suite de ces cautérisations étaient assez fréquents.

La pâte de Canquoin avait pour base le chlorure

de zinc : on en constituait à l'aide de farine et d'oxyde de zinc des flèches que l'on faisait pénétrer dans les tissus. Ainsi, pour l'amputation du sein, on faisait tout autour de la mamelle des ponctions rayonnantes dans lesquelles on introduisait ces flèches qui amenaient par la cautérisation la chute de l'organe.

La poudre de Vienne était un mélange de chaux vive avec de la potasse caustique. On faisait avec de l'alcool, au moment de l'utiliser, une pâte que l'on plaçait dans une excavation dont le fond était constitué par la surface de la peau que l'on voulait atteindre et les parois par des rondelles de diachylon en plus ou moins grand nombre selon la profondeur que l'on voulait donner à l'action caustique. On laissait appliqué ce mélange de cinq à dix minutes.

Le caustique Filhos est de la pâte de Vienne placée dans un tube de plomb et que l'on manie comme un crayon.

Les caustiques à base métallique sont cependant encore employés; ce sont, à la fois, des modificateurs des surfaces malades et des antiseptiques. Je signalerai en particulier le sulfate de cuivre, le nitrate d'argent et le nitrate acide de mercure.

Quand je parlerai dans le prochain chapitre des collyres je montrerai qu'on fait encore grand usage des crayons de sulfate de cuivre ammoniacal sous le nom de pierre divine.

Quant au nitrate d'argent, toutes nos trousses contiennent encore des crayons faits avec ce nitrate d'argent fondu.

Enfin dans la pathologie utérine on fait encore usage du nitrate acide de mercure.

Rien à dire des setons et des moxas. Le seton est

bien abandonné et c'est bien rarement que l'on verra vos chefs de service ordonner cette opération qui rentre dans le manuel de la petite chirurgie. Le médecin-vétérinaire même, qui en faisait autrefois grand usage, paraît l'avoir abandonné et je ne vois plus pour ma part le poitrail des chevaux traversé par des setons. Tout cela a disparu sous l'impulsion des nouvelles données fournies par l'antisepsie.

Quant aux moxas ils doivent être relégués dans l'arsenal des instruments de supplice du moyen âge. Ces cônes brûlants que l'on appliquait sur la peau pour y déterminer une brûlure profonde étaient composés de différentes substances combustibles. Ceux que j'appliquais étaient des petits cônes de camphre.

J'en ai fini avec ce long chapitre sur les adhésifs, les vésicants et les caustiques et qui a trait à la médication externe cutanée. Dans le prochain chapitre. je commencerai l'étude de la médication externe des muqueuses.

CHAPITRE XXI

De la médication externe des muqueuses. (Divisions.)

J'ai dit que la médication externe comprenait deux grandes divisions; la médication externe de la peau et la médication externe des muqueuses.

Dans les chapitres précédents j'ai déjà abordé l'é tude de la première médication, je vais consacrer les autres chapitres à l'étude de la seconde.

J'examinerai successivement dans des chapitres distincts les différentes médications locales qui s'appliquent aux diverses muqueuses et je commencerai par les muqueuses de la face, muqueuse oculaire, nasale, buccale et pharyngienne.

CHAPITRE XXII

Des collyres

On donne à l'ensemble des médicaments qui s'appliquera à la muqueuse oculaire le nom de collyres et ils se présentent sous quatre états : liquides, pâteux, secs et gazeux.

Examinons chacun de ces groupes et, dans cet examen, je ne présenterai toute cette question que sous une forme très résumée, car aujourd'hui l'ophthalmologie constitue une branche de l'art de guérir qui a ses spécialistes et ses traités formulaires spéciaux, et c'est à eux surtout que je renverrai si l'on veut avoir sur les collyres et sur leur emploi des indications précises.

Collyres liquides. — Les collyres liquides sont de beaucoup les plus employés; on se sert le plus ordinairement comme excipient d'eau distillée ou d'eau de roses et de plantain.

Pour le collyre au nitrate d'argent, pour celui au sulfate d'atropine et au sulfate d'ésérine, c'est l'eau distillée qu'il faut employer.

Voici les formules de ces différents collyres :

Collyre à l'azotate d'argent

Azotate d'argent cristallisé............   0808
Eau distillée........................   30 gr.

Collyre au sulfate d'atropine

Sulfate d'atropine......................	0ᵉ02
Eau distillée..........................	10 gr.

Collyre au sulfate d'ésérine

Sulfate d'ésérine......................	0ᵉ05
Eau distillée..........................	10 gr.

Pour les collyres au sulfate de zinc on peut employer l'eau distillée de roses.

Voici sa formule :

Sulfate de zinc pur....................	0ᵉ15
Eau distillée de roses.................	100 gr.

Mais toutes ces anciennes formules ont été profondément modifiées par l'introduction, dans l'ophtalmologie, des méthodes antiseptiques ; et aujourd'hui ce sont les solutions boriquées, phéniquées et surtout sublimées, qui sont mises en usage.

Voici par exemple un collyre au sublimé :

Bichlorure de mercure.................	0ᵉ05
Eau distillée de roses................	150 gr.
Laudanum de Sydenham..............,	1ᵉ50

Comme le fait remarquer avec juste raison Yvon, les collyres liquides sont des préparations qui s'altèrent rapidement ; aussi recommande-t-il de les filtrer avec soin dans du papier blanc et serré, et il faut les rejeter dès que la solution devient trouble. Aussi insiste-t-il sur la nécessité de ne les préparer qu'en petite quantité.

Aussi Darier a-t-il proposé de faire des collyres aseptiques contenus dans des ampoules soudées au chalumeau ; il va même plus loin et veut qu'on injecte sous la conjonctive ces collyres aseptiques. Voici la formule d'un de ces collyres:

Sulfate neutre d'atropine	0g05
Chlorhydrate de cocaïne	0g20
Sublimé	0g01
Eau stérilisée	10 gr.

Quant à l'usage de ces collyres, tantôt lorsqu'ils sont peu actifs on en baigne largement l'œil, et cela à l'aide d'un appareil connu sous le nom d'œillère, ou bien, au contraire, lorsque le médicament est actif, comme par exemple les collyres au sublimé, c'est par gouttes qu'on les instille dans l'œil. On sait comment se pratique cette instillation : le malade s'accroupit et place sa tête renversée sur le genou de l'opérateur qui fait tomber à l'aide d'un compte-gouttes la quantité de gouttes ordonnée dans l'angle de l'œil; puis, en entr'ouvrant les paupières et en faisant incliner la tête, il fait pénétrer le collyre, dans l'œil.

Collyres pâteux. — Les collyres pâteux sont des pommades qui s'adressent surtout à la conjonctive palpébrale; cette fois ce n'est pas par instillation qu'on opère mais en plaçant la pommade sur le bord libre des paupières et en particulier à l'angle de l'œil. Quelquefois même on renverse les paupières et l'on fait des onctions sur la muqueuse ainsi découverte.

Un des collyres pâteux le plus célèbre est la pommade rose dite la pommade de Lyon, appelée aussi pommade de la poste, parce qu'on la trouvait autrefois en petits pots chez le concierge des postes, rue Jean-Jacques-Rousseau.

Voici sa formule :

Oxyde rouge porphyrisé	1 gr.
Vaseline	15 —

Une autre pommade analogue très connue sous le

nom de pommade du Régent est une modification de
la formule précédente.

Voici comment cette pommade est composée :

Oxyde rouge de mercure..	1 gr.
Acétate de plomb cristallisé..........	1 —
Camphre pulvérisé.................	0g50
Vaseline................................	18 gr.

Le Codex a remplacé par la vaseline le beurre qui
autrefois servait d'excipient à ce genre de pommades.

On a fait pour certains de ces collyres pâteux des
tubes métalliques absolument semblables à ceux des
couleurs, et c'est en les pressant que l'on introduit
sur le bord libre des paupières la substance médicamenteuse qu'ils contiennent.

Collyres secs. — Les collyres secs se divisent en
deux sortes, les poudres et les crayons.

Pour les poudres, on les insuffle soit en soufflant
avec la bouche dans un petit tube de verre ou mieux
encore à l'aide d'une poire en caoutchouc sur la
surface de l'œil et en particulier sur la cornée. On
a en effet proposé de traiter par ces insufflations les
ulcérations ou les taies de la cornée. On fait ainsi
des insufflations avec du sucre en poudre.

Il existe aussi deux collyres secs qui portent le
nom de leurs inventeurs : c'est le collyre de Dupuy-
tren et celui de Velpeau. Le premier se compose d'un
mélange à parties égales de calomel, de tuthie et de
sucre candi. On n'ignore pas que la tuthie est de
l'oxyde de zinc impur et renfermant en particulier
de l'arsenic; cet oxyde de zinc sert aussi de base à
un collyre sec dit de Récamier et dont voici la formule :

Oxyde de zinc.................................... / ~
Sucre candi.......... ; .... (āā

Quant au collyre sec de Velpeau, voici sa formule :

Calomel.. / ~
Sucre porphyrisé.............................. (āā

Les crayons dont on se sert pour toucher les paupières, ce qui se fait toujours en les renversant, sont composés exclusivement de nitrate d'argent ou de sulfate de cuivre : pour ces derniers on leur donne le nom de pierre divine, et ils résultent du mélange suivant :

Sulfate de cuivre pulvérisé........... 10 gr.
Alun pulvérisé....................... 5 —
Azotate de potasse pulvérisé......... 5 —

On fait fondre le tout et on le coule dans une lingotière.

Il ne me reste plus à dire que quelques mots des collyres gazeux.

Collyres gazeux. — Ici l'action médicamenteuse est produite par des vapeurs qui viennent au contact de la muqueuse oculaire, elles sont fournies par des mélanges renfermant de l'ammoniaque.

Voici le mélange que Furnari a proposé :

Eau distillée....................... 40 gr.
Éther sulfurique.................... 10 —
Ammoniaque......................... 10 —

Yvon propose de modifier ainsi la formule :

Ammoniaque liquide................. 5 gr.
Alcoolat de Fioravanti............. 30 —

Telles sont les courtes indications que j'avais à fournir sur les collyres ; elles sont très incomplètes et j'en ai dit la raison. Je passe maintenant à l'étude de la médication externe de la muqueuse nasale.

CHAPITRE XXIII

Du traitement local de la muqueuse nasale (poudres sternatutoires, irrigations nasales).

Le traitement local de la muqueuse des fosses na
sales comprend à la fois des irrigations et des
poudres.

Poudres sternutatoires. — Ces dernières sont
presque complètement abandonnées, elles furent très
en usage autrefois; le Codex en a gardé le souvenir
en maintenant une formule de poudre sternutatoire.

Je donne cette formule plutôt comme une curiosité que pour son utilité.

Feuilles sèches	d'asarum......................		
—	—	de bétoine....................	
—	—	de marjolaine...............	ãa
—	—	de muguet...................	

On pulvérise ces plantes dans un mortier et on les
passe dans un tamis de crin n° 3.

La poudre sternutatoire n'est plus employée, si
ce n'est dans le *Barbier de Séville.*

On a aussi proposé de mélanger le tabac à priser
avec différentes substances médicamenteuses. Raspail, qui introduisait le camphre par toutes les voies,
n'avait eu garde d'oublier les fosses nasales et faisait

priser du camphre en poudre. Tout cela est de l'histoire ancienne.

A côté des poudres sternutatoires il faut placer les poudres qui ont un effet contraire c'est-à-dire qui s'adressent au coryza. Dans une récente discussion (1) qui a eu lieu à la Société de thérapeutique on a proposé quelques-unes de ces poudres. Voici celle proposée par Grellety.

Bétol....................................	2g50
Menthol...............................	0g25
Cocaïne...............................	0g50
Poudre de café torriliée............	4g50

Dieulafoy, d'après Huchard, propose le mélange suivant :

Salicylate de bismuth..............	15 gr.
Camphre..............................	5 —
Chlorhydrate de cocaïne..........	5 centig.

Jullien a proposé une pommade ayant le même effet et dont voici la formule :

Menthol..............................	0g20
Acide borique......................	5 gr.
Vaseline.............................	30 —

Irrigations nasales. — Au contraire, les irrigations nasales ont été conservées et elles rendent de signalés services dans le traitement local des coryzas chroniques et surtout ulcératifs. Ici encore, comme on le verra tout à l'heure, ce sont les antiseptiques qui occupent le premier rang.

Pour pratiquer les irrigations nasales, on se sert d'irrigateurs spéciaux et l'un des plus commodes est celui de Weber. On sait que ce physiologiste nous a montré ce fait important, c'est que lorsqu'on

(1) Poudre contre le coryza, Société de thérapeutique, séance du 13 décembre 1893.

introduisait un liquide d'une manière continue dans une narine, ce liquide ne passe pas dans le pharynx, il sort par l'autre narine, et cela résulte du relèvement du voile du palais qui ferme l'orifice inférieur des arrières-narines.

Cet irrigateur est d'ailleurs des plus simples, c'est un siphon en caoutchouc dont l'une des extrémités, terminée par une ampoule de porcelaine ou de verre percée d'un trou permet au liquide d'un réservoir de passer dans la narine. L'amorcement du siphon se fait par l'aspiration nasale du malade; ce dernier penche alors la tête au-dessus d'une cuvette et le liquide sort par l'autre narine.

Quant aux liquides employés, ce sont des solutions d'acide borique, de permanganate de potasse, de chloral etc., tous médicaments antiseptiques qui, non seulement modifient favorablement la muqueuse mais combattent surtout l'odeur si désagréable que dégagent les narines chez les personnes atteintes de coryza chronique.

Il est surtout une affection que l'on a voulu combattre, et cela malheureusement sans résultats, c'est le simple rhume de cerveau; pour ce cas, aux irrigations nasales, on a ajouté les fumigations; vapeur d'eau provenant d'infusions de plantes médicinales, ou bien vapeurs ammoniacales ou d'iode, tout a été essayé et tout a échoué. Je crains bien que les poudres dont j'ai donné la formule plus haut ait le même résultat.

Il en est de même d'ailleurs du traitement local pharmaceutique du coryza des foins, j'ai essayé tous les antiseptiques les plus puissants chez les malades atteints de cette pénible affection sans résultat, et je crois que ceci résulte de l'impossibilité où l'on se trouve de faire l'antisepsie rigoureuse des fosses nasales à cause de la multiplicité des anfractuosités que présentent leurs cavités.

On comprend alors que le seul traitement un peu efficace ait été l'application du cautère qui non seulement détruit la muqueuse, mais aussi fait disparaître les cornets et par cela même rend ces cavités moins anfractueuses.

CHAPITRE XXIV

Du traitement local des muqueuses buccale et pharyngée (gargarismes, collutoires, poudres dentifrices).

Il me reste à étudier les médicaments qui s'appliquent aux cavités buccales, pharyngiennes et laryngiennes. C'est là un point fort important et qui mérite de nous arrêter quelques instants.

Depuis que Pasteur a ouvert de nouvelles voies à la médecine par l'étude des micro-organismes, on a constaté dans la cavité buccale un grand nombre de microbes et les travaux de Cornil et Babès, et surtout ceux de Vignal, de Galippe et de David, nous ont fixé leurs rôles. Les uns sont favorables et aident la digestion, les autres au contraire entraînent des altérations profondes de la muqueuse et la carie dentaire.

Il y a donc une importance considérable à aseptiser la bouche, soit qu'on veuille modifier la muqueuse soit qu'on désire arrêter la carie dentaire et obtenir la conservation des dents.

De là un grand nombre de préparations qui constituent les gargarismes, les collutoires et les solutions qui servent à toucher localement les divers points de la cavité buccale.

Occupons-nous d'abord des poudres et des élixirs dentifrices; leur nombre es considérable. Je me sers

en particulier d'une solution qui m'a été indiquée
par Galippe et qui m'a toujours donné d'excellents
résultats.

Voici cette formule :

Acide borique........................	25 gr.
— phénique........................	1 —
Thymol........................	0ᵍ25
Eau........................	1 litre.

Si l'on veut perfectionner cette formule, on ajoute
alors :

Essence de menthe....................	XX gouttes.
Teinture d'anis....................	10 gr.
Cochenille pour colorer............	Q. S.

Après chaque repas, se rincer la bouche et se
brosser doucement les dents avec ce mélange.

La formule de Magitot est beaucoup plus simple :
la voici :

Thymol............................	0ᵍ30
Borax............................	1 gr.
Eau distillée........................	500 —

Quant à une poudre dentrifrice antiseptique, en
voici une formule donnée par Le Gendre.

Acide borique finement pulvérisé.....	2ᵍ50
Chlorate de potasse....................	2 gr.
Poudre de gaïac....................	1ᵍ50
Craie préparée....................	4 gr.
Carbonate de magnésie pulvérisé.....	4 gr.
Essence de roses ou de menthe........	1 goutte.

Je laisse de côté, bien entendu, tout ce qui a trait
à l'art dentaire proprement dit; il y a là une série de
préparations spéciales qui servent au pansement des
dents, à leur oblitération, etc., et qui concernent
exclusivement les dentistes, et je passe maintenant à
l'état des substances médicamenteuses qui s'adres-

sent plus particulièrement aux muqueuses buccale et pharyngienne, ce sont les gargarismes et les collutoires.

Ce qui sépare ces deux préparations pharmaceutiques, c'est leur consistance; l'une est liquide, ce sont les gargarismes, l'autre a une consistance sirupeuse, ce sont les collutoires.

Des gargarismes. — Les gargarismes sont très nombreux, l'un des plus employés est celui au borax ou au chlorate de potasse.

Voici une formule dont je me sers souvent :

Borax ou chlorate de potasse...........	10 gr.
Miel rosat........................	40 —
Infusion de feuilles de ronces..........	200 —

Voici une autre formule d'un gargarisme astringeant d'après le Codex.

Pétales de roses rouges.............	10 gr.
Alun............................	5 —
Miel rosat.......................	20 —
Eau bouillante...................	250 —

Pour combattre une affection très fréquente chez les enfants, le muguet, il faut se servir de gargarismes alcalins, le meilleur est tout simplement l'eau de Vichy; les enfants, en effet, ne savent pas se gargariser et, dans ce cas, il suffit de leur faire maintenir dans la bouche une cuillerée à soupe d'eau de Vichy ou de Vals qu'ils peuvent avaler sans inconvénient.

Des collutoires. — Les collutoires ont presque tous pour base le miel ou le mellite de roses, et de même que nous avons des gargarismes à l'alun, au borate de soude et au chlorate de potasse, on a des collutoires ayant les mêmes bases actives.

La formule générale de ces collutoires est la suivante :

    Borate de soude, ou alun, ou chlorate
        de potasse........................   5 gr.
    Miel rosat............................   20 —

Tandis que les gargarismes demandent une participation active du malade, le collutoire s'applique directement sur les points malades de la muqueuse buccale et cela à l'aide de pinceaux.

Avant la connaissance des micro-organismes et de leurs pouvoirs contagieux on se servait d'un pinceau unique que l'on utilisait même pour les autres malades ; aujourd'hui chaque attouchement doit être fait par un pinceau que l'on doit brûler ensuite et surtout lorsqu'on a affaire à des maladies aussi contagieuses que la diphtérie.

Ceci me conduit à vous dire quelques mots des médicaments employés pour combattre cette terrible affection : ce sont des irrigations d'une part et des attouchements de l'autre.

Depuis que nous connaissons, grâce aux travaux de Roux et de Yersin, comment se propage le micro-organisme décrit pour la première fois par Lœffler nous savons qu'il y a intérêt à détruire le plus promptement possible les fausses membranes qui contiennent le micro-organisme, ce dernier sécrétant une toxine qui empoisonne l'économie. De là le traitement vanté par Gaucher consistant à appliquer des collutoires énergiques avec des pinceaux résistants qui permettent d'enlever les fausses membranes et de modifier la muqueuse sous-jacente.

La substance qui paraît jusqu'ici donner les meilleurs résultats est l'acide sulfo-ricinique qui résulte, comme l'a montré Berlioz, de l'action de l'acide sulturique sur l'huile de ricin, qui donne une substance ayant la consistance du miel et qui peut permettre la dissolution des antiseptiques à dose élevée. C'est ainsi qu'il peut dissoudre l'acide phénique à la dose de 40 0/0, le salol à 15 0/0 et le naphtol à 10 0/0.

C'est avec ces solutions et en particulier avec celles ayant pour base l'acide phénique que l'on fait des attouchements sur les parties malades.

. Vu l'importance du sujet je vais donner ici quelques-unes des principales formules employées dans ce cas.

Voici celle conseillée par Soulez (de Romorantin).

Acide phénique pur..................	5 gr.
Camphre..........................	20 —
Huile d'olives......................	50 —

Chantemesse et Vidal ont donné une prescription qui se rapproche de la précédente mais l'huile d'olives est remplacée par la glycérine.

La voici :

Acide phénique pur.................	5 gr.
Glycérine.........................	25 —
Camphre......................	20 —

Dans ces deux collutoires le mélange est soumis pendant dix minutes à la température de l'eau bouillante.

Voici maintenant la formule de Gaucher :

Acide phénique.....................	5 gr.
Alcool à 90°......................	10 —
Huile de ricin................,....	15 —
Camphre.....................	20 —

Hutinel préfère la composition suivante :

Acide phénique cristallisé............	5 gr.
Alcool à 90°................, ...	10 —
Camphre........................	20 —
Glycérine pure.....................	25 —

Quant aux irrigations buccales et pharyngées, elles ont pour base tous les antiseptiques, acide phénique, acide borique, thymol, etc. On a surtout vanté les solutions de perchlorure de fer, mais la condition essentielle de leur réussite c'est qu'elles soient très souvent répétées et faites avec une certaine violence.

Il me resterait à parler des médicaments qui s'adressent plus particulièrement à l'arrière gorge et au larynx; mais ici encore il faut sortir du domaine de la médecine générale pour entrer dans celui de la spécialité.

Je ne signalerai que les pulvérisations des liquides médicamenteux que Sales Giron avait mis en honneur. Il voulait en faire une médication pulmonaire, mais le fait est douteux; en revanche, c'est une bonne méthode pour le traitement externe des muqueuses pharyngienne et laryngienne.

Ces pulvérisations se font, comme on le sait, à l'aide de pulvérisateurs à vapeur, application très heureuse de l'injecteur Giffard et on peut utiliser ainsi non seulement les eaux minérales, mais encore un grand nombre de solutions médicamenteuses.

CHAPITRE XXV

Du traitement local de la muqueuse uréthrale (injections, bougies médicamenteuses).

Dans les chapitres précédents, j'ai abordé l'étude de la médication externe des muqueuses et j'ai étudié celle qui s'adressait aux muqueuses oculaire, nasale, buccale et pharyngienne ; il me reste pour terminer ce sujet à exposer la médication locale des muqueuses des organes génito-urinaires.

Nous diviserons notre sujet en trois grands chapitres : médication externe de la muqueuse uréthrale, puis celle de muqueuse vésicale et enfin la médication locale de la muqueuse vaginale et utérine.

Quoique la femme puisse être atteinte de blennorrhagie, c'est surtout pour la médication locale de l'uréthrite chez l'homme que l'on a multiplié les agents médicamenteux.

On peut diviser ces injections uréthrales, selon la consistance de l'agent employé, en trois groupes : les injections liquides, les injections pâteuses, enfin les corps solides ou bougies médicamenteuses. Examinons chacun de ces groupes.

Injections uréthrales liquides. — Ce sont de beaucoup les plus nombreuses et, pour les mettre en œuvre, il faut employer un appareil instrumental et des solutions de compositions variables.

C'est une seringue en verre dont on se sert pour pratiquer les injections uréthrales, et on la trouve dans toutes les officines. Elle est des plus défectueuses; outre son calibrage inégal, le piston également en verre et enveloppé de coton fonctionne toujours très irrégulièrement et le plus souvent le liquide, au lieu de pénétrer dans l'urèthre passe dans la partie supérieure du corps de pompe; de plus l'extrémité effilée de la seringue de verre est souvent éraillée et peut produire des blessures de l'urèthre.

Aussi on s'est efforcé de parer à tous ces inconvénients et l'on a fait des seringues en celluloïd ou en caoutchouc durci tout aussi légères et beaucoup mieux construites. Mais c'est surtout dans la canule de la seringue que se sont portés les perfectionnements.

S'il faut que le liquide injecté parcoure la plus grande partie de l'urèthre surtout dans sa partie antérieure il est nécessaire d'éviter la pénétration du liquide dans la vessie; aussi a-t-on construit, comme l'a proposé Langlebert, de longues canules en ivoire qui pénètrent dans toute la portion membraneuse de l'urèthre et dont l'extrémité olivaire est percée de trous dont la direction est telle que le liquide va d'arrière en avant et vient ainsi s'écouler au dehors entre la muqueuse et la canule.

Il y a encore certaines précautions qui ont été conseillées pour pratiquer ces injections, c'est d'une part de les faire toujours après avoir uriné, d'autre part de les pousser lentement; enfin les uns veulent que le malade se couche pour les prendre, d'autres exigent qu'il soit debout. Mais tous sont d'accord pour commander de relever la verge sur le ventre pour pratiquer cette injection.

Pour les solutions à employer les formules sont très nombreuses, mais les anciennes prescriptions ont toutes été abandonnées depuis que l'étude de la bactériologie nous a permis de reconnaître dans le gonocoque l'agent infectieux des uréthrites blennorrhagiques.

Aussi toutes les injections uréthrales ont-elles aujourd'hui pour base les solutions antiseptiques. A leur tête il faut placer le sublimé.

Voici la formule des injections uréthrales au sublimé :

        Liqueur de Van Swieten.............   10 gr.
        Eau distillée bouillie.................   190 —

Le permanganate a été surtout vanté par Bourgeois; voici la formule des injections qu'il préconise :

        Permanganate de potasse 0ᵍ15
        Eau distillée.......................   250 gr.

Le sulfate de zinc et le nitrate d'argent ont été aussi employés; voici la formule de la première de ces injections :

        Sulfate de zinc......................   0ᵍ40
        Eau distillée de roses...............   125 gr.

Pour le nitrate d'argent les doses sont variables. On a conseillé en effet un traitement abortif de la blennorrhagie par ces injections, mais alors à doses assez élevées ; méthode dangereuse qui, si elle ne guérit que très rarement, détermine souvent des complications inflammatoires graves.

Cependant si l'on voulait avoir recours à ces injections, voici une formule que j'emprunte à la pratique de Diday :

        Azotate d'argent............ ...... de 0ᵍ30 à 0ᵍ40
        Eau distillée.................   30 gr.

Dans certains cas, pour éviter le contact des deux parois de la muqueuse uréthrale en suppuration on a conseillé d'employer des injections contenant en suspension des parties solides très finement pulvérisées, mais dans ce cas il faut ajouter, pour maintenir la suspension de ces poussières ténues, un mucilage.

Comme exemple je citerai l'injection au sous-nitrate de bismuth :

Sous-nitrate de bismuth finement pulvérisé.	10 gr.
Gomme arabique finement pulvérisée....	5 —
Eau distillée de roses.................	150 —

ou bien encore l'injection au sulfate de plomb :

Sulfate de zinc cristallisé...'.............	2 gr.
Acétate de plomb cristallisé.............	2 —
Eau gommée.................	150 —

Quelque fines que l'on suppose les particules solides contenues dans de pareilles injections elles n'en constituent pas moins des corps étrangers irritants pour une muqueuse aussi sensible que celle de l'urèthre surtout lorsqu'elle est enflammée; aussi s'est-on efforcé de remédier à cet inconvénient en utilisant les pommades ou bien les bougies uréthrales.

Injections pâteuses. — Pour introduire des corps de consistance pâteuse dans l'urèthre on a conseillé de se servir de tubes analogues à ceux employés pour les couleurs à l'huile mais d'un fort calibre, et terminés par une extrémité métallique en forme de canule droite qui pénètre plus ou moins profondément dans l'urèthre, il suffit de presser sur ce tube métallique simple pour faire passer la pommade dans l'urèthre. Parmi ces dernières il en est une qui a été très vantée dans ces derniers temps dans le traitement de la blennorrhagie, c'est la pommade à l'ichthyol.

On n'ignore pas que l'ichthyol est le produit de la distillation de certaines tourbes renfermant un grand nombre de débris de poissons fossiles. Voici la formule d'une de ces pommades à l'ichthyol.

> Ichthyol............................ 1 gr.
> Vaseline .... 30 —

Des bougies médicamenteuses uréthrales. — C'est le même principe qui a guidé les médecins dans l'emploi des bougies médicamenteuses, tantôt on a revêtu des bougies résistantes d'un enduit renfermant la substance active, tantôt on a créé des bougies entièrement solubles. Voici les deux formules qui sont conseillées, les unes sont les bougies de Dorvault, les autres sont les bougies de Pideril. Voici la formule des premières :

> Gélatine............................ 2 parties.
> Gomme.............................. 2 —
> Sucre............................... 1 —
> Eau de roses........................ 4 —

La formule des secondes est beaucoup plus simple, la voici :

> Cire jaune.......................... 6 parties.
> Huile d'olives...................... 1 —

On mélange bien entendu les substances médicamenteuses à ces corps, puis on les coule dans des moules appropriés.

Voilà ce qui a trait aux préparations qui s'appliquent aux maladies de l'urèthre et je passe maintenant aux médicaments qui constituent le traitement local de la muqueuse vésicale.

CHAPITRE XXVI

Traitement local de la muqueuse vésicale.

Ici, bien entendu, une seule préparation peut être utilisée, c'est l'injection liquide que l'on pratique soit à l'aide de seringues, soit, ce qui est préférable, de poires en caoutchouc.

Quoique, comme l'ait montré Vandenhaven, l'on puisse pénétrer dans la vessie avec des solutions liquides sans se servir de sondes, le plus ordinairement cet instrument est employé et même on se sert souvent de sondes à double courant.

Mais avant de donner quelques-unes des formules utilisées dans ces sortes d'injections, je dois rappeler que la muqueuse vésicale est une de celles chez lesquelles l'absorption se fait le plus difficilement, bien entendu lorsqu'elle est intacte; ce qui explique comment on a pu injecter des doses considérables de certaines substances, comme la cocaïne par exemple, sans produire de phénomènes d'intoxication. A cet égard les muqueuses rectale et vésicale présentent des différences considérables, et c'est pour ne pas s'être rappelé ce fait physiologique qu'il y a quelques années, à Saint-Pétersbourg, un médecin après le décès survenu chez une de ses clientes à la suite d'un lavement à la cocaïne, s'est suicidé.

En effet on a été jusqu'à administrer par la vessie

la dose colossale de 7 grammes de cocaïne ; aujour-
d'hui tout le monde a abandonné ces doses si élevées,
car on n'est jamais sûr qu'il n'existe pas quelque éro-
sion dans la muqueuse vésicale du malade que l'on
va opérer et dans ce cas il y a alors absorption
directe et possibilité de production de phénomènes
toxiques.

Les injections vésicales dont on se sert le plus
souvent ont pour base l'acide borique, le nitrate
d'argent, et aussi la cocaïne. Cette dernière rend
de très grands services aux médecins spécialistes
puisqu'elle permet de pratiquer la lithotritie sans
endormir le malade et en anesthésiant seulement la
muqueuse vésicale. La dose à injecter ne doit pas
dépasser 25 centigrammes.

Les injections de nitrate d'argent qui sont de
pratique courante pour le traitement des ulcérations
vésicales et de la cystite chronique se font à la dose
de 0,20 à 0,40 ; voici la formule de deux injections
vésicales au nitrate d'argent :

Nitrate d'argent cristallisé..	0ᵍ30
Eau distillée.........................	120 gr.
Nitrate d'argent.....................	0ᵍ20
Teinture de jusquiame................	6 gr.
Eau distillée........................	120 —

Quant à l'acide borique, c'est la solution saturée dont
on se sert, c'est-à-dire contenant 30 grammes d'acide
borique pour 1 litre d'eau bouillie.

Bien entendu je ne donne ici qu'un aperçu de
ces diverses injections, on trouvera des formules
beaucoup plus complètes dans les traités spéciaux de
thérapeutique des voies urinaires.

Je passe maintenant au traitement local des
muqueuses vaginale et utérine.

CHAPITRE XXVII

Traitement local des muqueuses vaginale et utérine.

De même que nous avons vu précédemment que les agents médicamenteux pour le traitement externe de la muqueuse uréthrale pouvaient être liquides, pâteux et solides, nous retrouverons la même division pour les médicaments appliqués localement sur la muqueuse vaginale. Nous aurons donc à examiner successivement les injections vaginales, les pommades et enfin les poudres, les suppositoires et les ovules appliqués à la cure des affections du vagin.

Injections vaginales. — Nous aurons à examiner ici l'appareil instrumental et les solutions employées; disons tout d'abord que pour les pansements locaux de la muqueuse vaginale, l'antisepsie a profondément modifié les anciennes pratiques et les anciennes formules.

Pour l'appareil instrumental, par exemple, on a abandonné presque tous les appareils plus ou moins compliqués, plus ou moins ingénieux que l'on avait imaginés pour pratiquer ces sortes d'injections et c'est l'appareil le plus simple, c'est-à-dire le bock, ainsi appelé à cause de la ressemblance qui existe entre ce réservoir et le verre en usage pour la consommation de la bière. Un tube en caoutchouc s'applique à l'ouverture pratiquée à la partie inférieure de ce réservoir et conduit le liquide dans le vagin. Ce bock est en verre ou en terre vernissée, ou bien encore en tôle émaillée.

Quant à la canule qui doit pénétrer dans le vagin on a abandonné celle en caoutchouc parce qu'il est presque impossible de la tenir dans un état de propreté suffisant et c'est d'un tube en verre ou en métal nickelé dont on fait usage. Ces canules en verre ou en métal inattaquable sont terminées par une extrémité olivaire percée de nombreux trous dirigés de telle sorte que le jet du liquide se fasse d'arrière en avant; il est bien recommandé qu'aucune ouverture ne doit être placée à la terminaison de l'olive, car le jet direct du liquide sur le col utérin doit être évité parce qu'il amène des contractions et des douleurs utérines.

Après chaque injection la canule doit être placée, après avoir été nettoyée, dans un vase contenant une solution antiseptique; quant à l'intensité du jet, il est réglé par la hauteur à laquelle on place le réservoir.

Quant aux solutions employées, elles sont variables selon les effets que l'on veut obtenir; de beaucoup les plus utilisées sont celles qui ont des propriétés antiseptiques évidentes : ce sont les injections au sublimé, à l'acide phénique, au sulfate de cuivre, à l'acide borique, au thymol, etc.

Toutes les autres injections ayant pour base des plantes médicinales comme la feuille de noyer, les roses de Provins, le thé vert si vanté par Ricord, etc., sont aujourd'hui complètement abandonnées.

Pour les injections à l'acide phénique on peut utiliser les formules suivantes :

```
Acide phénique......................  )  ~
Glycérine ou alcool.................  )  aa parties égales
```

Une cuillerée à soupe dans un litre d'eau. A propos de ce mélange d'acide phénique dans la glycérine ou l'alcool il est toujours préférable de se servir de la glycérine et de repousser l'alcool.

Pour remédier à l'odeur désagréable de l'acide phénique on peut ajouter à cette formule l'essence de thym :

> Acide phénique........................ 125 gr.
> Glycérine............................. 125 —
> Essence de thym....................... 40 —

Une cuillerée à bouche dans un litre d'eau.

Pour la solution de sublimé voici la formule dont on fait usage :

> Sublimé.............................. 0 gr 25
> Acide tartrique...................... 1 gr.
> Solution de carmin d'indigo à 5 %..... II gouttes.

Un paquet à faire dissoudre dans un litre d'eau bouillie.

On trouve d'ailleurs aujourd'hui dans le commerce des pastilles toutes préparées et qu'il suffit de jeter dans un litre d'eau bouillie pour obtenir la solution demandée.

Il ne faut pas préparer d'avance ces solutions, il paraît démontré aujourd'hui que même dans l'eau distillée et bouillie les solutions de sublimé s'altèrent et perdent promptement leurs propriétés antiseptiques.

Pour les injections au sulfate de cuivre elles se formulent ainsi :

> Sulfate de cuivre..................... 100 gr.

en dix paquets. Un paquet pour un litre d'eau bouillie.

Je passe maintenant aux pommades servant au traitement local de la muqueuse vaginale.

Pommades vaginales. — On a appliqué des pommades au traitement des vaginites; ici il y a une difficulté qui résulte de la disposition du vagin qui ne permet pas l'application directe de la pommade, du moins par la malade elle-même. On a bien imaginé des seringues à grosses canules qui permettraient de lancer dans le vagin un véritable moule pâteux. Terrillon et Auvard ont même inventé un appareil ingénieux pour arriver à ce but. Mais ce sont là des applications exceptionnelles et c'est le plus ordinairement à l'aide de tampons enduits de ces pommades que l'on fait les pansements vaginaux. Nous verrons tout à l'heure à propos des poudres que ces tampons serviront aussi à les appliquer.

Le nombre de ces pommades est considérable, il en est une que je signalerai parce qu'elle est peu connue et aussi parce qu'elle donne de bons résultats dans le traitement de la vaginite blennorrhagique; c'est la pommade au baume de gurjum.

Voici comment elle se formule :

Baume de gurjum ....   2 parties.
Eau de chaux..........................   3 —

On enduit de cette pommade un tampon volumineux que l'on introduit dans le vagin et qu'on laisse en place pendant vingt-quatre heures.

Puisque je parle de ces tampons, ils rendent dans les affections suppuratives du vagin d'excellents services en ce qu'ils éloignent les parois vaginales l'une de l'autre et empêchent ainsi la suppuration de se prolonger.

D'ailleurs ces tampons peuvent être introduits par

la malade elle-même et leur extraction est rendue très facile par le petit cordonnet qui les termine et qui sort hors du vagin.

Les substances solides appliquées au traitement local de la muqueuse du vagin se présentent sous un grand nombre de formes; nous avons tout d'abord les poudres que l'on applique à l'aide d'une poire en caoutchouc.

Des poudres vaginales. — Ces poudres sont très nombreuses; le bismuth, le salol, l'alun et surtout l'iodoforme leur servent de base. De tous les antiseptiques employés, les gynécologues sont unanimes à donner la préférence à ce dernier médicament malgré son odeur si persistante et si désagréable.

Pour maintenir ces poudres en contact avec les parois vaginales et pour éviter l'adossement de la muqueuse dont j'ai déjà parlé, au lieu de tampons on emploie très fréquemment soit la gaze iodoformée, soit le lint à différents antiseptiques, on tamponne ainsi le vagin avec une bande faite avec ces différents tissus.

On a aussi proposé de placer les poudres dans des capsules de gélatine dont l'enveloppe se dissout par la sécrétion vaginale; on a aussi beaucoup vanté l'emploi des sachets renfermant des poudres de différentes substances; c'est la base d'un prétendu traitement de la stérilité que l'on voit annoncé si souvent dans les journaux.

Suppositoires vaginaux. — A ces capsules et à ces sachets il faut ajouter encore les suppositoires vaginaux. Ici, bien entendu, c'est simplement un effet local que l'on veut obtenir, sans nier absolument l'absorption des substances médicamenteuses par cette muqueuse il faut reconnaître qu'elle doit être extrêmement faible. Ainsi donc on peut faire des suppositoires renfermant de hautes doses de substances médicamenteuses et en particulier de substances antiseptiques.

Mais ici encore un grand progrès s'est fait dans la pharmaceutique de ces suppositoires que l'on a remplacés très avantageusement par des ovules, ou ovoïdes de glycérine solidifiée; ces ovules, par leur forme, se prêtent très bien à l'introduction dans le vagin par la malade elle-même. La chaleur et les sécrétions vaginales amènent leur fonte et l'on comprend facilement que l'on puisse incorporer dans ces ovules toutes substances médicamenteuses à l'état de solutions. De là les ovules à l'iodoforme, à l'acide borique, à l'acide phénique, à l'extrait de belladone, à la cocaïne, etc.

Bien entendu, dans cette rapide énumération je laisse de côté les crayons médicamenteux que l'on emploie dans le traitement des ulcérations du vagin et du col de l'utérus et je termine ce qui a trait à l'appareil génital de la femme en disant quelques mots du traitement local de la muqueuse utérine.

Comme dans les cas précédents nous aurons ici à étudier les substances liquides et les substances solides appliquées au pansement de la muqueuse utérine.

Injections intra-utérines. — Les injections intra-utérines ne peuvent se faire qu'à la suite de l'accouchement et cela à l'aide d'un appareil spécial, sonde à double courant, qui permet de porter dans l'intérieur de l'utérus les solutions antiseptiques. A cet égard il ne faut pas oublier qu'à la suite de l'accouchement l'utérus absorbe rapidement les substances médicamenteuses grâce aux vaisseaux si nombreux qui le parcourent et c'est pour avoir oublié ce fait que l'on a vu des accidents d'hydrargyrisme à la suite d'injections de sublimé faites à trop hautes doses soit dans le vagin, soit dans l'utérus de nouvelles accouchées.

Pour ces injections il ne faut pas oublier non plus qu'il ne faut pas se servir d'injections au millième mais bien au quatre-millième et être bien sûr lorsque l'on fait des injections intra-utérines que le liquide n'y séjourne pas. Il existe même à cet égard de très grandes susceptibilités qui obligent souvent à abandonner le sublimé pour avoir recours à l'acide borique.

En dehors de l'état de grossesse on peut encore faire des pansements de la muqueuse utérine en se servant de crayons.

Voici la formule de certains de ces crayons :

```
Iodoforme en poudre...............      20 gr.
Gomme arabique...................
Glycérine pure...................  ( ãa 2 gr.
Amidon pur.......................  )
```

pour 10 crayons ayant le volume des crayons de nitrate d'argent.

Voici encore une formule de ces crayons, cette fois au sublimé :

```
Sublimé...................    0g50
Poudre de talc............    0g25
Gomme adragante..........     1g50
Eau .....................  ( ãa quantité suffisante.
Glycérine................  (
```

pour 50 crayons.

Telles sont les indications que je tenais à donner sur le traitement local de la muqueuse des organes génito-urinaires.

J'ai parcouru, comme on le voit, la route que je m'étais tracée et me voici arrivé à la fin de ce volume; j'espère que le lecteur en aura tiré quelque profit.

L'auteur a toujours l'illusion que ce qui l'intéresse intéresse ses lecteurs. En écrivant cet ouvrage j'ai beaucoup appris, j'espère que ceux qui me liront n'auront pas perdu leur temps et qu'ils profiteront dans leur pratique des indications que j'ai fournies et, si je me suis trompé, qu'on me laisse au moins l'illusion de penser que j'ai pu être utile.

www.ingramcontent.com/pod-product-compliance
Lightning Source LLC
Chambersburg PA
CBHW051237050726

47594CB00001B/206